Jean Carpentier
Aufwiegelung zur Gesundheit
Rotbuch 217

D1942270

Jean Carpentier

Aufwiegelung zur Gesundheit

Aufzeichnungen eines französischen Kassenarztes

Aus dem Französischen von Uta Goridis

Rotbuch Verlag Berlin

Den Bewohnern meiner Gegenwart
Meinen Freunden in Saint-Léonard
und sonstwo
Den Mauern unserer Ungewißheit
Unseren Träumen und unsern Realitäten
Unsern Licht- und Schattenseiten
für Michel Lesbordes, Arzt in Sabres

Auf Wunsch schicken wir Ihnen gerne unseren kostenlosen Almanach ›Das kleine Rotbuch‹. Postkarte genügt.

1.—9. Tausend 1979

© dieser Ausgabe 1979 Rotbuch Verlag, Potsdamer Str. 98, 1000 Berlin 30
© 1977 Librairie François Maspero, Paris
Titel der französischen Originalausgabe: ›Médicine generale‹
Satz und Druck Fuldaer Verlagsanstalt, Fulda
Printed in Germany. Alle Rechte vorbehalten
ISBN 3 88022 217 7

Inhalt

Vorbemerkung *7*

1. Arbeitstag eines Arztes *9*

2. Die Geschichte meiner Niederlassung *20*

3. Das Wartezimmer *33*

4. Die Patienten *42*

5. Kranksein — eine Art Sprache *59*

6. Medizinische Praxis — die behandelnde Institution *77*

7. Der Wald und die Bäume *97*

8. Macht und Gewalt *118*

Schlußbemerkung *148*

Rückgratschäden. Eine Diskussion von Berliner Ärzten
über ihre Praxis *153*

... Und was lag nunmehr alles hinter mir! Dieses Stück Wüste, Erschöpfung, Unglaube, Vereisung mitten in der Jugend, dieses eingeschaltete Greisentum an unrechter Stelle, diese Tyrannei des Schmerzes überboten noch durch die Tyrannei des Stolzes, der die Folgerungen des Schmerzes ablehnte ...
Man errät, daß ich nicht mit Undankbarkeit von jener Zeit schweren Siechtums Abschied nehmen möchte, deren Gewinn auch heute noch nicht für mich ausgeschöpft ist ...
Leben — das heißt für uns alles, was wir sind, beständig in Licht und Flamme verwandeln; auch alles, was uns trifft, wir können gar nicht anders. Und was die Krankheit angeht: würden wir nicht fast zu fragen versucht sein, ob sie uns überhaupt entbehrlich ist? Erst der große Schmerz ist der letzte Befreier des Geistes als der Lehrmeister des großen Verdachtes, der aus jedem U ein X macht, ein echtes rechtes X, das heißt den vorletzten Buchstaben vor dem letzten ... Erst der große Schmerz, jener lange langsame Schmerz, der sich Zeit nimmt, in dem wir gleichsam wie mit grünem Holze verbrannt werden, zwingt uns Philosophen, in unsre letzte Tiefe zu steigen und alles Vertrauen, alles Gutmütige, Verschleiernde, Milde, Mittlere, wohinein wir vielleicht vordem unsre Menschlichkeit gesetzt haben, von uns zu tun. Ich zweifle, ob ein solcher Schmerz »verbessert« –; aber ich weiß, daß er uns vertieft ...
Man kommt aus solchen langen gefährlichen Übungen der Herrschaft über sich als ein anderer Mensch heraus, mit einigen Fragezeichen mehr, vor allem mit dem Willen, fürderhin mehr, tiefer, strenger, härter, böser, stiller zu fragen, als man bis dahin gefragt hatte.

Friedrich Nietzsche, Die fröhliche Wissenschaft (Vorrede zur zweiten Ausgabe)

Nach dem Winter und nach der Grippewelle stellen sich die hier unterzeichnenden Ärzte Ihren Fragen über ihre Arbeitsweise und über ihr Verhältnis zu Ihnen.

Um darüber zu diskutieren organisieren sie eine

ALLGEMEINE VERSAMMLUNG

am Freitag, den 16. April 20 Uhr 30
im Kulturzentrum PABLO NERUDA
rue Marcel Cachin in Corbeil

Wir hoffen auf Ihr Erscheinen

J. Carpentier, J. Cutzach, M. Duc, M. Hotrique,
F. Omeliac, A. Simon

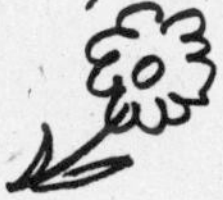

Am 16. April 1976 haben wir zusammen mit sechs befreundeten Ärzten und Ärztinnen aus der Stadt ein Treffen organisiert.
Die Sonne zeigte sich nur sporadisch; wir hatten genug von diesem sich endlos hinziehenden Winter, von der feuchten Kälte und von der Grippe. Das Wetter ließ unsere Phantasie erstarren.
Die Grippewelle hatte uns eine schnelle und monotone Arbeitsweise aufgezwungen, die sich auf das Verteilen von Vitamin »C« und »V« beschränkte; sie hatte uns zu lange in unser Sprechzimmer und in unsere »Rolle« verbannt. Grabenkrieg; das morastige »Verdun« der medizinischen Artillerie.

Wir fanden diese Situation unerträglich, und um etwas dagegen zu tun und mit ihnen darüber zu reden, hatten wir unsere Patienten zu einem Treffen eingeladen.
Es kamen etwas mehr als hundert, und wir haben den ganzen Abend miteinander geredet: über die Arbeit, die Schule, das Krankenhaus, die Medikamente, den Nachtdienst, die Notfälle, die Arbeitslosigkeit, die Angst ... Wir haben uns gewissermaßen gemeinsam und gegenseitig behandelt.
Am Ende der Versammlung blieben die Leute und bildeten kleine Gruppen; wir hatten uns noch viel zu sagen. Aber die Lichter gingen aus ...

An diesem Abend nahm ich mir dann endgültig vor, dieses Buch zu schreiben. Es ist die Bilanz meines Lebens in Corbeil-Esonnes, wo ich mich vor beinahe neun Jahren als praktischer Arzt niedergelassen habe.
Ich habe verstreute Aufzeichnungen, Ereignisse und Ideen zu einem pflasterartigen Mosaik zusammengetragen, um mich bei der Suche nach einem Zusammenhang zu einem klareren Durchblick zu zwingen.
Das Pflaster ist holprig geblieben. Es erscheint als Zusammenstellung von Texten, die nach und nach im Lauf der Zeit geschrieben wurden; also unter Bedingungen, auf die ich im ersten Kapitel ein bißchen eingehen werde. Diese Feststellung mag für mich beruhigend sein, aber sie hilft dem Leser, der auf häufige Wiederholungen und unzureichend erkundete Seitenwege stoßen wird, nicht viel weiter. Anders ausgedrückt: Stil wie Inhalt haben etwas von einem ersten Umpflügen an sich; es bleibt noch viel zu tun, aber das sollte den Leser eher ermutigen.

Seit einigen Jahren verfolge ich durch konkrete Arbeit folgendes Ziel: eine medizinische Praxis zu konzipieren, die mit der Abwehrhaltung brechen soll, die für die Medizin charakteristisch ist, wie sie mir beigebracht wurde.
Dieses Buch geht von den Erfahrungen aus, die ich bei diesem Unternehmen gemacht habe. Mit ihm ist nicht beabsichtigt, eine Lösung zu präsentieren oder ein Programm auszuarbeiten; vielmehr möchte es der Situationsbericht über einen tagtäglichen Kampf in einer bestimmten Entwicklungsphase sein.

3. Juli 1977

1. Arbeitstag eines Arztes

Meine Kranken
Mein Arzt
Da fängt es schon an mit den Fallen.
Da steckt schon der Gedanke des Besitzergreifens drin.
Ich denke dabei an den Eindruck, den der Kranke hat,
daß sich nämlich der Arzt einzig und allein um ihn kümmert.
Versuche ich als Arzt, mich immer gleich zu verteidigen?
Vielleicht ist etwas dran, aber ...

Man kann kaum über Fragen der Medizin nachdenken,
ohne zu wissen, wie der Arbeitstag eines Arztes aussieht,
ohne sich klarzumachen, daß auch der Arzt,
wie immer seine politischen oder philosophischen Überzeugungen aussehen,
schon durch die Art seiner Arbeit in der Falle sitzt.

Die Zerstückelung seines Tages in einzelne Teile von ungleicher Größe
Die Vielfalt und Verschiedenheit seiner Aufgaben
Die spezifische Form der ihm abverlangten »Versorgung«
Ein ritueller, kodifizierter Ablauf
Das Gefangensein in einer Beziehung zu zweit (Arzt und Patient)
Gesellschaftliche Probleme, die zur vertraulichen Mitteilung werden,
Allgemeine Erscheinungen, die sich als individuelle maskieren,
Das Absorbieren der Angst gegen bares Geld
Das sind nur einige der Fallen.

Auch wenn es heutzutage in wohlinformierten Kreisen
schon ein klassischer Ausspruch ist,
daß der Arzt die Welt am Laufen hält, sollte man doch nicht
die Tatsache außer acht lassen, daß auch die Welt den Arzt am Laufen hält.
Da sitzt nämlich der Haken –
wer entfremdet, ist selbst entfremdet.
Wie kommt man aus diesem Teufelskreis heraus?

Zur Einleitung etwas Stimmungsmusik; ich beginne mit der Schilderung eines ärztlichen Arbeitstages:

Dezember 1976, ein Donnerstag – es könnte aber auch jeder andere Tag sein.

Der Start ist nicht sehr originell:
der Wecker klingelt, und ich maule,
sie wirft mich aus dem Bett oder ich sie.
Kurze Verhandlung:
Heute morgen habe ich verloren.
Die Kinder müssen auf den Schulweg gebracht werden.
Beim Frühstück gute Worte:
Du siehst aus wie ein vergammelter Fisch!
hast du ans Zähneputzen gedacht?
an das Geld für die Kantine?
den Busfahrschein?
zieh besser einen Pullover an.
O. K., jetzt sind sie weg.
Bleibt nur noch der Jüngste, der ganz allein in seinem Zimmer vor sich hinplappert.
Nicole wird sich um ihn kümmern.
Wir machen uns langsam auf den Weg zu unsern Büros.
Zwei Espresso, Zigaretten, Kuß auf die Wange: bis heute abend.
Dann ins Auto.

Heute fängt es schon schlecht an. Im Wartezimmer warten drei Patienten auf mich. Ich hasse das. Morgens komme ich am liebsten langsam in Fahrt, indem ich zuerst mal meine Post durchsehe, bevor ich zu meinen Hausbesuchen aufbreche. Ich empfinde ihre Gegenwart immer als Aggression. Sie laufen meinem Tagesablauf, meinem Rhythmus zuwider, sie gehen mir gegen den Strich, ich bin ganz einfach schlecht gelaunt! Und im allgemeinen versuche ich das gar nicht erst zu verheimlichen.

Frau A. möchte nur ein Rezept für die Pille, und da sie nachmittags arbeiten geht ... gut. Aber warum wartet sie damit bis zur letzten Minute?
Herr B. pfeift seit gestern aus dem letzten Loch, er hustet wie wahnsinnig und hat 39 Grad Fieber. Die Krankheit kommt ohne Vorwarnung (?): er möchte ein Rezept und eine Krankschreibung, damit er sich ins Bett legen kann.
Frau C., 22 Jahre. Ihr zweieinhalbjähriger Sohn hat eine Rhinó-Pharyngitis nach der andern; es ging ihm schon besser, und wir hatten beschlossen, ihm Gammaglobulin zu geben, und dann, heute morgen, kommt er damit! Nicht zu fassen, dieses Balg! Schleunigst wieder Antibiotika und Gammas jede Menge, sonst werden wir das nie los.
»Und dann will Robert (ihr Mann) krankgeschrieben werden,

er ist so fertig mit den Nerven, das gibt's gar nicht. Gestern schmiß er das Fleisch nach mir. Du mußt ihm auch Beruhigungsmittel verschreiben, sonst bringe ich ihn noch um!« Vor allem wenn er abends arbeiten muß, geht alles schief. Wir sprechen über den Zusammenhang zwischen der Nasenhöhlenentzündung des Kleinen, der auch noch in ihrem Zimmer schläft, und den Schwierigkeiten, die die beiden haben. Wir sind uns völlig einig, aber was soll man machen? – Sie fühlt sich eingeengt, »er« will nicht umziehen, »er« will auch nicht, daß sie arbeitet ... »Jedenfalls, sag ihm am besten, wenn er krankgeschrieben werden will, soll er heute nachmittag in die Sprechstunde kommen und seinen Schein abholen.«

Niemand mehr.

Ich sehe meine Post durch, nachdem ich die drei Kilo Reklame von den Labors rausgeschmissen habe.

Der Einweisungsbericht von Herrn D., der als Folge seines Gallensteins einen Darmverschluß hatte. Mit seinen Atembeschwerden müssen wir auch noch fertig werden ... Fortsetzung folgt.

Die Labortests von Frau E., deren Diabetis mich um so mehr zum Narren hält, je weniger sie von ihr selbst ernst genommen wird, und die von Herrn F., der eine Blutuntersuchung haben wollte, weil er immer so müde ist, ohne Befund, die Gründe müssen woanders liegen. Wie lebt er überhaupt, dieser Herr F.?

Ich habe noch zwei Besuche zu machen, anschließend gehe ich ins Krankenhaus. Ich nehme das Auto.

Dem kleinen G. geht es besser, er hat kein Fieber mehr, aber seine Ohren sind voller Ohrenschmalz, und da die Gelegenheit günstig ist und sogar eine kleine Ohrdusche herumliegt, entferne ich die Pfropfen. Erfolg durchschlagend: das ist zwar kein Geniestreich, aber trotzdem toll! Erst hörte er schlecht, jetzt hört er ausgezeichnet.

Eigentlich muß ich seine Großmutter besuchen: sie hat zu hohen Blutdruck, heute aber vor allem die Grippe, sie liegt im Bett, sie hustet, fühlt sich völlig zerschlagen. Das Abhorchen fällt beruhigend aus: die Lungen sind in Ordnung. Warmhalten und Kräutertees. Ich verschreibe noch einige Löffel Sirup dazu.

Herrn H. hat es wirklich erwischt, er liegt im Bett mit Koliken, Durchfall und Fieber ... was im Augenblick an der Tagesordnung ist. Wir sprechen ein wenig über seine Rückenschmerzen und über die Müdigkeit seiner Frau, die zur Arbeit gegangen ist, aber ich bleibe nicht lange, weil ich ins Krankenhaus will, seine Nachbarin besuchen.

Im Krankenhaus

Frau I. ist schon ziemlich alt, sie ist das Opfer einer Herzinsuffizienz, die jedoch erträglich sein könnte; sie machte mir aber mit all den Symptomen ihrer sonstigen Gebrechen das Leben dermaßen schwer, daß ich ihr schließlich den Vorschlag machte, sich zu einer gründlichen Untersuchung ins Krankenhaus einweisen zu lassen und einen Platz in einem Erholungsheim zu beantragen. Zweck der Übung: eine Zeitlang soll sie alles hinter sich lassen, während ich mich dann um ihren Mann kümmere, dessen Bronchitis verdammt bedenklich ist. Sie waren einverstanden, ohne große Freude, ohne Widerstände und ohne ausgesprochene Überzeugung; nur mit Mühe komme ich von dieser zähen Masse los. Da liegt sie in ihrem Krankenbett, wir sprechen etwas über sie, über ihn, es bleibt unbefriedigend ... Ich spreche mit dem Personal in den weißen Kitteln, das um den Wagen mit den Krankenblättern herumsteht ... Auch nicht einfach, der Kontakt mit denen.

Ich besuche auch Herrn J., einen Gastarbeiter, der unbedingt schon gestern abend eingewiesen werden wollte, so sehr quälten ihn seine Magenschmerzen. Er ist noch nicht vom Röntgen zurück. Ich unterhalte mich noch kurz mit einem Assistenzarzt über die Magengeschichten der Gastarbeiter. Ich komme noch einmal vorbei.
Dann dringe ich bis in die Chirurgie vor, um über Herrn K. zu sprechen, der bei der Neogravure mit Druckfarben und verschiedenen Lösungsmitteln arbeitet. Er kam gestern abend vorbei, um seine Krankschreibung verlängern zu lassen: Das Krankenhaus hat ihn zurückgeschickt in die Fabrik, nachdem die Fäden an der rechten Hand gezogen worden waren; seine Fabrik hat ihn wieder zu seinem Hausarzt geschickt und eine Verlängerung verlangt, bis seine Narben völlig verheilt sind. Es war nicht das erste Mal, daß so was passierte, und ich wollte mich darüber in der Chirurgie ein bißchen auslassen, es ist jedoch niemand da. Trotzdem trage ich meine Idee den drei Sekretariatsdamen vor, die mich mit großen Augen anschauen, als ich für das medizinische Personal eine Führung durch einige Werkstätten der Fabrik anrege. Völlig verrückt!

O. K., das reicht. Mezzogiorno. Abschalten. Ziel: ein Käsetoast im »Celtique«. Ich möchte etwas allein sein und lasse mich in einer Ecke ganz hinten nieder. L. stöbert mich trotzdem auf; wir sprechen über ihre Schwierigkeiten bei der Arbeit, über die Schwangerschaft ihrer Freundin und über die ziemlich beschissene Einstellung, die deren Vater hat. Ich erzähle ihr dafür meine neuesten Abenteuer im Krankenhaus. Zwei Kaffee. Händeschütteln.

Es ist kalt, aber von Zeit zu Zeit kommt die Sonne durch. 14.30: höchste Zeit für die Sprechstunde.
Guten Tag allerseits; jemand steht auf; der Anfang ist gemacht.

Herr. M., Alkoholiker, läßt sich den Blutdruck messen: er hat ab und zu Beschwerden, die er nicht dem Alkohol zuschreiben will. Sein Blutdruck ist normal. Ich versuche dahinterzukommen, aber offensichtlich möchte er von etwas anderem sprechen. Warum? Ich habe keine Ahnung. Er hätte gern, daß sein Freund N., um den ich mich augenblicklich, wie er weiß, ziemlich bemühe, wieder ein angesehener Mitbürger wird ...

Ich habe aus heiterem Himmel angefangen, mich um N. zu kümmern, der zweifellos der schlimmste Alkoholiker des Viertels ist. Warum gerade jetzt? Warum habe ich diesen Kleinkrieg nicht vor zwei, drei oder fünf Jahren begonnen? Welche zufälligen Umstände mußten zusammenkommen? Was ging in meinem Kopf vor? Ich habe keine Ahnung. Eine verdammte Vorliebe für schwierige Unternehmen und verlorene Schlachten? Eine geniale strategische Intuition? N. ist das schwächste und verzweifeltste Glied in der Kette der Alkoholiker im Viertel. Bislang hatte ich mich neutral verhalten, wohlwollend und etwas herablassend, wie alle andern Leute auf der Straße ... Und dann plötzlich, Wumm! Ich engagiere mich, ich attackiere, ich verhandle ... Ich mobilisiere die Krankenversicherung, seine Angehörigen, seine Freunde ... Ich argumentiere mit dem Barkeeper, ich bringe die Kugeln der Gewohnheit so sehr ins Rollen, daß die Leute des Viertels sich allmählich Gedanken über diese neue Tatsache machen und sich engagieren: Manche wollen ihm aus der Klemme helfen (man bietet ihm ein Zimmer in einem Hotel an), andere wollen ihn noch tiefer reinreiten (man zahlt ihm »die letzten Pullen zum Abgewöhnen«) ... Auf welcher Seite Herr M. steht, ist äußerst unklar – für ihn wie für mich.

Herr O., 24 Jahre, ist erschöpft, zerschlagen und fiebrig. Eine banale Grippe. Acht Tage Krankheitsurlaub.
Herr P., 30 Jahre, bringt seinen Ältesten, einen Fünfjährigen, dessen Augen beide vereitert sind. Technisch ist das kein großes Problem: Augentropfen. Wir reden jedoch viel über seine Nerven und dann auch über seine Frau, die durch die Kinder (dieses hier und die 22 Monate alten Zwillinge) überbelastet ist.

Frau Q. erwartet mich auf dem Treppenabsatz: Sie hat das Rezept für den Polio-Impfstoff verloren, den ich ihren Kindern verschrieben hatte.
Der Vertrauensarzt der Krankenkasse ruft mich wegen Frau

R. an, Buchhalterin, die ich seit einigen Monaten jede Woche sehe wegen einer Depression nach dem letzten Wochenbett. Es bessert sich kaum, und er meint, man müsse eine »einschneidendere« Therapie erwägen. Nicht ganz so einfach. Ich werde mit Frau R. darüber sprechen.

Chantal S., 20 Jahre, aufgewachsen im Erziehungsheim am Quai Riquiez, bringt mir ihren neuesten hektographierten Gedichtband mit: »Ein Kind wird nie genug geliebt.«

Fräulein T., 18 Jahre, hat eine ziemlich schwere Nasenhöhlenentzündung. Sie kam mit ihrer gleichaltrigen Freundin, Fräulein U., die nur ein Rezept für die Pille haben will. Sie ist ziemlich deprimiert: seit zwei Monaten ist sie nun auf Arbeitssuche, im Moment nicht die einzige in der Gegend.

Frau V., 63 Jahre, leidet unter allgemeiner Arthrose (Gelenkabnutzung) und arbeitet seit 30 Jahren als Buchbinderin bei der Neogravure. Am schlimmsten sind die Knötchen und Gelenkversteifungen an ihren Fingern. Der Arzt bei der Kasse, der sie untersucht hatte, wollte Röntgenaufnahmen haben. Keinerlei Diskussion: ich schreibe einen Röntgenschein. Man kann nicht immer alles besprechen. Es scheint auf jeden Fall klar, daß sie unmöglich weiterarbeiten kann mit diesen Händen, die langsam aber sicher ruiniert werden.

Herr W., 30 Jahre, hat Magenschmerzen. Er macht Wechselschicht. Er möchte außerdem für seine Frau ein Rezept für die Pille. Der Junge X., 14 Jahre, kommt mit seiner Mutter. Schon mehrmals machten ihm Unterleibsschmerzen zu schaffen, aber diesmal scheint es eine Blinddarmentzündung zu sein, die sich da anbahnt. Wir sprechen darüber. Ein Brief an den Chirurgen.

Herr Y., 37 Jahre, Algerier, Asthmatiker, holt seine Medikamente ab. Wir haben Verständigungsschwierigkeiten wegen der Sprache. In seinem angstvollen und ratlosen Blick spüre ich ein enormes Hilfsbedürfnis. Was kann ich ihm antworten? Nicht viel. Er weiß nicht mehr, woran er ist. Ich auch nicht. Und selbst wenn ich etwas verstehen würde, was würde es bringen? Ich hatte einen Brief geschrieben und eine Einweisung in die Lungenklinik für eine neue Untersuchung und eine »einschneidendere« Therapie vorgeschlagen, wie der Kollege es so schön ausgedrückt hat. Aber der Patient kommt mit folgender Antwort zurück: »Das ist ein psychiatrisches Problem.« Ich soll mich möglichst umgehend mit einem Psychia-

ter besprechen. Keine Kunst, hinter den blinden Mauern seiner Institution so was zu schreiben! (Psychosomatisches Asthma, da läßt man am besten die Finger davon.) Gut! Ganz schön schwierig, an fünfzig Fronten gleichzeitig zu kämpfen. Scheißberuf! Das hilft mir enorm weiter!
Bis dahin gibt es aber den Herrn Y., er existiert (ich kann es nicht übersehen); er ist auf der Straße, auf der Brücke, hinter meinem Schreibtisch, und schleppt seine Atem- und Lebensbeschwerden mit sich herum. Ich bin wütend und machtlos; wütend, weil machtlos. Ich rufe das Krankenhaus an, um einen Termin auszumachen.

Herr Z., 45 Jahre, Bluthochdruck, kompliziertes Gefühls- und Berufsleben. Zeigt sich immer bester Laune. Seit zwei Monaten, nach vielen tastenden Versuchen, bringt ihn eine ziemlich simple medikamentöse Behandlung wieder auf seinen normalen Blutdruck. Das Rezept wird erneuert... Bleibt eine Potenzschwäche neueren (?) Datums, die nicht unbedingt mit dem erhöhten Blutdruck zusammenhängt. Wir unterhalten uns darüber. Eine heikle Sache, solche Unterhaltungen. Man muß wieder bei, im Grunde vor Null anfangen.

Gut. Mir stinkt es, die Tür des Wartezimmers zu öffnen und im selben Augenblick auch schon jemand aufstehen zu sehen. Ich muß etwas dazwischenschieben, um mich zu entspannen. Zumindest ein Teil von der Angst, die ich absorbiert habe, soll wieder an die Leute zurückgehen.* Ich gehe hinaus. Ich lege eine Platte auf; noch niemand hat heute eine aufgelegt. Es ist ziemlich triste. Es ist dunkler geworden, niemand hat da Licht angemacht. Ich rede. Der Mann,

* Machen wir uns die Ökonomie dieser Angelegenheit ganz klar: im allgemeinen fühlen sich die Leute erleichtert, wenn sie aus der Sprechstunde kommen, es geht ihnen besser; sie haben gesprochen und einen großen Teil ihrer Angst bei jemand zurückgelassen, der sie gegen bares Geld mit ihnen teilt. Diese Angst wurde einerseits von der medizinischen »Wissenschaft« absorbiert (damit meine ich das, was dem Arzt eine gewisse Sicherheit gibt: etwa daß der weitere Verlauf eine Heilung einleiten wird), aber andererseits auch von all dem in meinem Kopf, was beileibe nichts mit Wissenschaft und Sicherheit zu tun hat.
Ich habe also eine Angst absorbiert, die kein natürliches Ventil hat; sie kann nicht immer durch das Geld, das ich verdiene, ausgeglichen werden und auch nicht durch die Aggressivität, die ich gegenüber manchen zeige. Das muß irgendwie rausgelassen werden, sonst akkumuliert es sich, ich bin erschöpft, habe es satt und bin unansprechbar, ich arbeite lustlos und ineffektiv...
Wenn ich also in den Warteraum (und auf die Straße) gehe, um zu reden, so tue ich das auch, um mich zu kurieren; um ganz ehrlich zu sein, auch ganz einfach aus Spaß an der Sache... Ein Thema für Meditationen: die Medizin ist die Kommerzialisierung der Angst...

der gerade aufgestanden ist, setzt sich wieder (es ist Robert; wir kennen uns gut). Wir sprechen. Auf jeden Fall muß ich etwas sagen. Ich muß mit einer Gruppe von Leuten reden und nicht in Form eines vertraulichen Gesprächs mit einer einzelnen Person, ich möchte herauskommen aus diesem »unter uns gesagt«, das mich auf die Dauer belastet.

Wie kann ich »sein«, ohne in diesem irren Durcheinander von Freuden und Leiden zu ersticken, dem ich jeden Tag ausgesetzt bin? Und hier wiegt naturgemäß das Leid schwerer als die Freude:*
schließlich wurde ich zum Arzt gemacht, um das Elend zu verwalten und nicht die Freude. Glückliche Leute haben von vornherein nicht den geringsten Anlaß, mich aufzusuchen.

Hier kommt man her, um über seine Leiden zu reden. Das Leidensspiel.

Ich kann noch soviel Blumen, Farben und Musik in mein Wartezimmer, in mein Sprechzimmer bringen
ich kann die Gewohnheiten
(Eintreten, Warten, Zuhören, Untersuchen, Rezept, Aufwiedersehn)
durchbrechen so oft ich will
kann mir ausdenken was ich will
inspiriert von meinen Wünschen und meiner Unzufriedenheit
trotzdem werde ich hier nicht weniger
Leute mit schwierigen Problemen vorfinden.
Angst. Verkrampfte und verschlossene Gesichter und Körper.
Ich versuche, dies zu durchbrechen, ich stelle mein Problem dar (siehe oben)
und wir sprechen eine halbe Stunde lang.
Auch von vielen anderen Dingen: dem Verhältnis zu den Kindern,
den Schwierigkeiten mit der Krankenkasse
den möglichen Entlassungen bei Darblay
und der Neogravure.
Und dann geht es wieder weiter.

> Robert C., 26 Jahre, der Mann der Frau C. von heute morgen, kommt in meine Sprechstunde, um über seinen Krankheitsurlaub zu reden.
> Wir besprechen, wie wir vorgehen wollen: aktiv oder passiv? Wir sprechen über Zweierbeziehungen, Kinder, Sexualität, Arbeit, Wohnung ... Wir haben das alles schon in dem gemeinsamen Wartezimmergespräch davor angeschnitten. »Es

* Ich sehe hier vor allem die Kehrseite der Medaille, aber daraus soll man nicht schließen, daß mein Weltbild vollkommen deformiert ist: hinter der lächelnden Maske der Gesunden, die einem auf der Straße begegnen, verstecken sich viele Leiden. Die Kehrseite ist der andern verblüffend ähnlich, die Grenzen sind vollkommen verwischt und gehen ineinander über.

wäre interessant gewesen, wenn du ›Parole de Femme‹ am Montagabend im Jugendzentrum hättest sehen können.« –»Ich mußte abends arbeiten.« Er steckt noch mittendrin in seinen Schwierigkeiten! Und ich, bin ich etwa über den Berg?

Herr A., 45 Jahre, postoperative Beschwerden nach der Entfernung eines Magengeschwürs. Sieht schlecht aus. Fühlt sich schlaff. Ich schlucke meinen Anflug von Wut auf die Chirurgen runter. Besser jetzt nicht davon reden, um die Angst von Herrn A. nicht noch zu verstärken: was kann man ihm als nächstes wegschneiden? Er meint, man sollte Röntgenaufnahmen machen, um die Sache besser beurteilen zu können.

Wie einige Anrufer am Telefon, die ich nicht erwähnt habe, werden fünf weitere Personen nur kurz abgefertigt. Das nimmt kaum Zeit in Anspruch. Aber es ist trotzdem Zeit, die verstreicht, und vor meinen Augen und in meinem Kopf ziehen weitere Leute, weitere Argumente, weitere Landschaften vorbei. Und draußen wird die Winternacht immer dunkler.

Frau B. möchte mir einen beruhigenden Brief ihres Gynäkologen vorbringen, zu dem ich sie geschickt hatte, weil ich mir nicht sicher war.

Zwei Arzneimittelvertreter zeigen mir ohne große Überzeugungskraft (wir kennen uns schon seit langem) die letzten Neuheiten der pharmazeutischen Industrie. Wir reden über dies und jenes, auch über ihre einschlägigen Produkte und über den Barre-Plan.

Frau C. schickt ihre Tochter, um die Medikamente abzuholen, die ich ihr letztes Mal gegen ihre Kreuzschmerzen verschrieben hatte. Wenn es nicht besser wird, kommt sie in zwei oder drei Tagen vorbei.

Herr I. bringt mir die Röntgenaufnahmen von seiner Lunge und erkundigt sich nach seiner Frau, die ich heute morgen im Krankenhaus besucht habe. Nicht gerade erfreulich, diese Aufnahmen ...

Herr D., 34 Jahre, will sich gesund (?) schreiben lassen. Vor einem Monat hatte er einen Arbeitsunfall, Bandscheibenzerrung.

Gerard E., 19 Jahre, ist völlig fertig. Er möchte acht Tage Erholungsurlaub. Wir haben uns schon lange nicht mehr gesehen: er fährt jeden Tag zur Arbeit nach Paris. Wir sprechen über seine Arbeit und seine Erschöpfung. Wenn es nicht schnell besser wird, lassen wir Labortests machen.

Endlich der Letzte, F., 24 Jahre, sehr aufgeregt: »Ich habe fast alles kurz und klein geschlagen in meiner Werkstatt, und der Vorarbeiter sagte mir, ich sollte mich in ärztliche Behandlung begeben.« Vor ungefähr zehn Tagen hatte er einen kleinen Arbeitsunfall und wollte nicht aussetzen. »Diesmal brauche ich eine kleine Atempause und eine Packung Beruhigungstabletten.«

Das Wartezimmer ist leer.
Ich mache die meisten Lichter aus, um den Leuten, die auf dem Platz vorbeikommen, zu signalisieren, daß ich, von Notfällen abgesehen, keinen mehr sehen will
Auch ich muß an die Luft.
Etwas Luft, etwas Stille: ein wenig allein sein.
Das ist der Augenblick, in dem alles wieder vorbeizieht:
was ich gesagt habe und hätte sagen können
was ich getan habe und hätte tun können
an was ich in dem betreffenden Augenblick nicht gedacht habe.
Ein Treppenwitz
Hätte ich – hätte ich nicht
die Leute ziehen vorüber, schleichen sich ein, vermischen sich, überlagern sich
Ideen geraten durcheinander, während sich andere ordnen
ich verdaue meinen Tag
halb in Träumen
halb in Gedanken
Meine Alltagswelt zerfällt in einzelne Bruchstücke
denn ich werde von Fall zu Fall tätig.
So wird die Medizin auch an der Börse notiert
derzeit steht der Kurs auf vierundfünfzig, zweiunddreißig oder Null Einheitspreis
Heutzutage ist das jedenfalls so
der Arzt fertigt Fälle ab
Karnevalskonfetti
unterschiedlichste Masken
Bruchstücke von Personen
Bruchstücke von ihrem Leben
unerträgliche Unvollständigkeit
wie kann man sie richtig deuten
die ständige und unmögliche Suche nach einer Einheit
Immer nur beinah entlarvte Masken

Jeden Augenblick hebt sich der Vorhang vor einer neuen Szenerie
ich stehe auf der Bühne einer ganzen Reihe von Theatern
und ich lösche mich aus, um zu vergessen, daß ich auch Publikum bin,
daß meine offizielle Rolle mich in den Zuschauerraum verbannt.
Kann man aber etwas kennenlernen und handeln, wenn man im Publikum sitzen bleibt?
Und kann man handeln, ohne etwas zu kennen
kann man wirklich ernsthaft behaupten, gleichzeitig
auf mehreren Bühnen zu sein
und dabei mehr als nur eine Statistenrolle zu spielen
Na! Doktor! Dein Theater ist etwas zusammenhanglos
Das ist so, weil mein Leben zusammenhanglos ist
Da haben wir's, »mein Leben«
Wenn alle diese Bühnen eine einzige Bühne wären,
dann wäre es kein Theater mehr: es wäre das Leben.
Ich will diesem Tag nicht in die Falle gehen,
diesem zerstückelten Tag
Ich will den Faden wiederfinden
den Faden des Lebens
durch den man erkennt, daß diese kleinen Bruchstücke
enger zusammenhängen, als es scheint

Hauptversammlung der Akteure

Ich schaue aus dem Fenster
auf das Kommen und Gehen der vorläufig Gesunden
und ich sehe für uns alle
ein und dasselbe Bild, das alles zusammenhält
die Geographie
die sozialen Beziehungen
die Kultur
Es ist das Leben der Leute, und es ist mein Leben
Draußen vor dem Fenster ist unsere Trennung aufgehoben
werden die pathogenen Knoten unseres Lebens geknüpft
und aufgelöst

Gut, ich gehe raus
aus meinem Sprechzimmer und aus meinem Wartezimmer
Bewegungskrieg nach dem Stellungskrieg
Und dann fange ich wieder von vorne an
das ist meine Arbeitsweise
zwischen zwei Stühlen zu sitzen
mit diesem Widerspruch zu leben
meine Rolle zu akzeptieren
und gegen sie zu rebellieren

2. Die Geschichte meiner Niederlassung

Angenommen, man könnte innerhalb seines Lebens einen Zeitpunkt festlegen, an dem eine Geschichte angefangen hat – was ein höchst zweifelhaftes Unternehmen ist –, so würde ich mein Abenteuer mit Corbeil im April 1968 auf dem zweiten Kongreß des C.N.J.M. (Nationale Vereinigung junger Ärzte) beginnen lassen. Wir hatten diese Vereinigung – inspiriert durch die Studentenbewegung und unter ihren maßgeblichen Einfluß – als fast fertige Medizinstudenten nach dem Ende des Algerienkrieges gegründet. Damals herrschte eine freundschaftliche und einmütige Atmosphäre unter den »linken« Studenten der Fakultät. Nach den langen Kämpfen »gegen« etwas – gegen den Krieg und gegen den Faschismus – entwickelte sich das Bedürfnis nach einem Kampf »für« etwas, ein Gedanke, der durch die Tatsache verstärkt wurde, daß uns unser Übergang ins Berufsleben um so unklarer wurde, je näher er rückte.
All dies brachte uns dazu, eine Gruppe zu gründen, die sich mit den Problemen einer von der wissenschaftlichen, technischen, wirtschaftlichen und politischen Entwicklung abhängigen Medizin befassen und daraus auch eine Praxis ableiten sollte. Nachdem wir zwei oder drei Jahre auf der Stelle getreten hatten und an Analysen so reich waren wie arm an Taten, kam im April 1968 ein Kongreß mit dem Thema »Das Team in der Gesundheitspflege« zustande.
Einige Monate zuvor war uns diese Idee wie das non plus ultra der Revolution und des Sozialismus vorgekommen. Aber nach ein paar Monaten Arbeit mit viel gutem Willen, ernstem Bemühen und auch strenger Disziplin wird den meisten von uns klar, daß das Ganze nur eine Illusion ist. Was wir für einen Bruch gehalten hatten, war in Wirklichkeit nur ein neues Arrangement. Wir »strukturieren« die Medizin – das ist alles. Wir produzieren massenhaft mit dynamischen Pfeilen ausgestattete Organisationsmodelle und architektonische Projekte, das A und O des technokratischen Systems, das nach und nach unter dem Druck des technischen Fortschritts und der gewaltigen industriellen Konzentration den Platz eines antiquierten Kapitalismus eingenommen hat. Letztlich bewegen wir uns doch in genau dieselbe Richtung! Dieser »Rationalisierungsdruck« macht uns unsere Illusionen deutlich: nicht in der Rationalisierung, auch wenn sie »human« getauft wird (Humanisierung der Krankenhäu-

ser!), werden wir eine Alternative finden, sondern in Sinn und Zweck des Gesundheitssystems. Erst dann wird uns auch klar, daß das Problem nicht heißt, »Wie soll die medizinische Versorgung organisiert werden?«, sondern vielmehr »Was für eine Medizin soll angeboten werden?«.

Diese Vorstellung hat seit damals an Boden gewonnen, und das eigentliche Problem liegt nach wie vor in diesem Punkt: das Problem einer anderen Medizin, oder genauer einer radikalen Alternative zur traditionellen Medizin. Denn die Medizin hat keinen Ewigkeitswert, sie steht nicht außerhalb des Klassenkampfs. Wird sie von einer bürgerlichen Gesellschaft betrieben, so steht sie auch zu deren Verfügung; und was wir für eine »Krise der Medizin« hielten, spiegelt im Grunde nur eine allgemeine Krise der Gesellschaft wider. Gegen Ende dieses stürmischen Kongresses, auf dem sich in einem ziemlichen Chaos die Vertreter der »Wofür« der Medizin gegen die anderen durchsetzen, die weiterhin eine Rationalisierung des Gesundheitswesens haben wollen, bereiten wir ein Kolloquium über die »Polizeifunktion des Arztes« vor. Dann kommt es zu den ersten Demonstrationen des Mai 68: genau zum richtigen Zeitpunkt für unsere Ideen; das erwähnte Kolloquium erscheint in Form einer Flugschrift mit dem Titel »Medizin und Repression«, die damals großen Erfolg hatte (mindestens 30 000 Exemplare wurden davon verteilt).

Wir sind also auf die Straße gegangen, damit auch heraus aus der Sicherheitszone von Studenten der Humanmedizin: wir haben uns für die Straße entschieden und halfen, getreu den Ideen unseres Flugblattes, an den medizinischen Fakultäten Kommissionen aufzuziehen und zu organisieren, die sich mit der »Rolle des Arztes in der Gesellschaft« auseinandersetzten.

Diese Kommissionen, die in rascher Folge an allen Fakultäten entstanden, sind Attraktions- und Agitationszentren, die in deutlichem Gegensatz zum seriösen Reformismus des Aktionskomitees der Medizinstudenten stehen. Letzteres arbeitete damals ein detailliertes Reformprogramm für das Medizinstudium aus (das *Weißbuch der Medizin*). Die Kommissionen zur »Rolle des Arztes in der Gesellschaft« fingen an, auch außerhalb der Fakultät zu agieren: sie wollten sich der allgemeinen Bewegung anschließen, um dort ausgehend von der Infragestellung der Medizin zu diskutieren und zu handeln – und sich mit den wirklichen Bedürfnissen und Wünschen derjenigen vertraut zu machen, die die medizinischen Versorgungseinrichtungen in Anspruch nehmen. Ich erinnere mich noch genau an einige dieser Aktionen:

– die Besetzung des Conseil de l'Ordre (das ärztliche Standesgericht), in der Rue de Latour-Maubourg, auf dessen Balkon wir eine Fahne aufzogen, die unseren Wunsch verkündete, diesen Ort für die Benutzer der Medizin zugänglich zu machen: »Allgemeines Gesundheitsinstitut«;

– Versammlungen in Courbevoie, Laroche-Migennes und vor allem im Jugendzentrum Jean-Rictus im XVIII. Bezirk von Paris, für die wir auf dem benachbarten Markt und am U-Bahn-Eingang Flugblätter verteilt hatten: bei dieser Gelegenheit habe ich auch die ersten konkreten Vorstellungen für meine Praxis in Corbeil entwickelt;
– die Versammlung über Familienplanung an der Fakultät der Rue des Saints-Pères, wo wir den Vorschlag machten, die Familienplanung in ein »nationales Aktionskomitee für sexuelle Befreiung« umzuwandeln.
So theoretisieren und agieren wir und lassen uns dabei nicht hinter den Mauern der Fakultäten und Krankenhäuser einsperren; die Kontakte entwickeln sich besser jenseits der Institution des Gesundheitswesens. Darin sehen wir eine wesentliche Voraussetzung, um der Rationalisierung des Systems zu entgehen; wir versuchen uns von dem vorgegebenen Rahmen der Universität zu befreien, der uns immer noch prägt und unsere Kreativität erstickt. Jedenfalls hinkt die Praxis der Theorie weit hinterher, und wir machen uns kaum Illusionen über die unmittelbare Zukunft dieser Mai-Explosion und über unsere Möglichkeiten, etwas daran zu ändern.
Mit dem Sommer vergeht auch das Frühjahr 68.
Die Medizinstudenten richten sich in der Mehrheit sehr schnell und sehr brav nach den seriösen und »konstruktiven« Richtlinien des Weißen Buchs; die Zeitung »Le Monde« hat im übrigen die konstruktive Arbeit gelobt, die die Studenten an der medizinischen Fakultät auf Anregung der »Aktionskomitees« hin geleistet haben.
Wir versuchen unsererseits, die »Benutzer der Medizin« an den Diskussionen zu beteiligen – und sei es nur, um alle Studenten mit dem Problem zu konfrontieren und zu einer Stellungnahme zu zwingen.
Wir stellen einen Antrag, der im wesentlichen folgendes besagt: »Solange man nicht weiß, wie die Medizin auszusehen hat, die die Leute brauchen, kann man nicht über eine Studienreform diskutieren«. In der brechendvollen Aula einer Vollversammlung der Pariser Fakultät, einer der »rotesten« überhaupt, wird dieser Antrag mit sehr großer Mehrheit, wenn auch in einem allgemeinen Chaos, abgelehnt. Die Medizin bleibt Sache der Mediziner, uff! Die Medizin ist gerettet! Gerettet ist auch ihr seriöser Charakter, der für einen vorbildlichen Beruf unentbehrlich ist und dessen Rolle darin besteht, alle zu beschwichtigen und alles wieder in Ordnung zu bringen – egal, ob diese Ordnung eine biologische oder eine psychische und, darauf aufbauend, eine moralische, politische oder wirtschaftliche ist. Wie gut, daß hier ein vernünftiges Beispiel für eine anständige Haltung gegeben wurde!
Nach meiner Studienzeit und drei Monaten Vertretung auf dem Gebiet der Arbeitsmedizin, die mir endgültig die Augen über diese Sorte von Gefängniswärtern im Dienst der Unternehmer geöffnet hat, lasse ich mich im Winter 1968/69 in einem Viertel von Corbeil-Essonnes

nieder. Meine ersten Monate dort sind schwierig: ich warte auf Patienten. Meine Zeit verbringe ich mit Spaziergängen am Seineufer, ein wenig bitteren Treffen mit Pariser Freunden, ziemlich trockenes Sandwichs.

Im Verlauf des Jahres 1969 geht das Pariser Aktionskomitee für Gesundheitsfragen (C.A.S.), das aus dem C.N.J.M. (nationale Vereinigung junger Ärzte) hervorgegangen war, an Tatenlosigkeit, ausgeprägter Nabelschau und Mangel an Phantasie ein. Die theoretische Zersplitterung seiner Mitglieder, die so eifrig nach klaren Ideen strebten, führt zu einem komischen Wettstreit in revolutionärem Radikalismus. Auch wenn man sich für ganz »links außen« gehalten hat, wird man plötzlich noch von links überholt.

Gegen Ende des Frühjahrs 1969 werden auf einer Versammlung des C.A.S. in Tours die Mitglieder der F.G.E.R.I. (Zusammenschluß institutioneller Studien- und Forschungsgruppen), die sich schon seit langem das Etikett einer linken Opposition ausgestellt hatten und hier den ersten Jahrestag der »Explosion der Parolen innerhalb der Institutionen« feiern wollten, von einer Gruppe von Erleuchteten überholt. Nach deren Meinung müssen die Medizin und die Institutionen des Gesundheitswesens zerstört werden, den F.G.E.R.I. – Leuten wird vorgeworfen, daß sie sich vom bürgerlichen System kaufen lassen.* Ich gehöre zu den letzteren, wir lachen nur und singen die Interregionale, die bei dieser Gelegenheit entstanden ist.

Doch auch das nützt sich ab. Die klaren Vorstellungen der Einzelnen münden in die Konfusion der Gruppe. Ein in sich geschlossenes System. Keine Perspektive.

Es gibt keine Barrikaden mehr: das Land kehrt zu seinem Normalzustand zurück. Was auch immer die ganz Siegessicheren erwartet haben mögen, der neue Frühling war nicht heiß. Kein Grund zur Aufregung; es war nur ein Anfang.

In Corbeil mache ich mich auf die Suche nach einer anderen Gruppe, nach den Bewohnern des Viertels. Mit ihnen werde ich alles in Ruhe nach und nach aufarbeiten können, wobei ich die Ideen des C.A.S. in die Praxis umsetze, Ideen, denen womöglich diese Konfrontation mit dem »Leben der Basis« gefehlt hat. Es ist keineswegs ein Zufall, daß ich mich in Corbeil niedergelassen habe. Corbeil ist eine alte Stadt von 35 bis 40 tausend Einwohnern mit einer langen geschichtlichen Vergangenheit. Sie ist abgeriegelt durch die Seine, über die nur eine Brücke führt; die ist gewölbt, sie vibriert unter dem Gewicht des Verkehrs, ihr Geländer ist durchbrochen, und an stürmischen und

* Sie haben sich jedoch nicht entmutigen lassen; sie nennen sich jetzt C.E.R.F.I. und arbeiten genauso weiter; sie schmieren das Getriebe des Gesundheitssystems, um die »Konsumenten« um so demokratischer unterdrücken zu können. Sie sind immer noch »links«, was nur ein Beweis für die Unzulänglichkeit dieser »halbkreisartigen« Definition ist, die sich ja von der Sitzordnung des Parlaments herleitet.

feuchten Tagen wird sie vom Regen gepeitscht und der Wind pfeift hindurch; zu den Stoßzeiten am Morgen und am Abend und an Markttagen ist sie natürlich völlig verstopft: mit all dem bildet sie für viele, die sie überqueren müssen, ein erhebliches Hindernis. In Corbeil sagt man: »Ich wohne auf der andern Seite des Wassers.«
Der größte Teil der Stadt liegt am linken Flußufer zwischen den Windungen der Essonne, die ihre Energie, bevor sie in die Seine mündet, den großen Mühlen zukommen läßt. Rathaus, Post, Steueramt, Justizgebäude und Gefängnis, Markt, Geschäftsstraßen und Banken, verschiedene Verwaltungsgebäude, ... seit einigen Jahren wird die Stadt auf beiden Seiten von den beiden Wohnkomplexen von Monconseil und Les Tarterêts beherrscht, die auf den Hängen der Hügel gebaut wurden.
Ich lasse mich auf der anderen Seite des Wassers nieder; es ist das rechte, steilere Flußufer: das alte Viertel von Saint-Léonard, das gerade renoviert wird, und die umliegenden Dörfer, Saintry, Etiolles, Saint-Pierre-du-Perray und Saint-Germain-lès-Corbeil, eine Menge Heilige kommen hier zusammen, aber mir soll's recht sein. In Saint-Germain-lès-Corbeil, das auf die Stadt herabblickt, befinden sich der Bischofssitz und das Schloß der Familie Darblay. Dieser alten Adelsfamilie, die jetzt als Opfer (?) der Monopolisierung des Kapitals ihrem finanziellen Ruin entgegensteuert, gehörte früher der größte Teil der Stadt, die sie deshalb wie selbstverständlich beherrschte; heute sind ihr nur noch einige Grundstücke und Häuser und eine Minderheitsbeteiligung bei den Papierfabriken von La Chapelle-Darblay geblieben. Aber ich werde nicht noch das Schicksal von Kapitalisten beklagen, die Opfer ihres eigenen Systems sind. Sie haben es so gewollt.*
Obwohl nur ungefähr 30 Kilometer von Paris entfernt, hat Corbeil etwas von einer Provinzstadt an sich, es ist kein Vorort mehr.
Der Großteil der Bevölkerung arbeitet am Ort und in der Umgebung. Alle Gesellschaftsschichten sind vertreten. Man findet alte und neue Unternehmen (Papierfabriken, große Mühlen, die Druckerei Crété-Neogravure, IBM, SNECMA ...), alte Viertel, Einfamilienhäuser und große Wohnblöcke und sehr ertragreiche Weizenfelder, die als Bauland für die Wohnblöcke der Trabantenstädte von Evry vorgesehen sind – kurz, die günstigsten Bedingungen für ein abwechslungsreiches und aktives Leben. Sonst ist es wie überall: Anfahrt, Arbeit, Ausspannen vor dem Fernseher, Schlafen, jeder in seinen vier Wänden ... es gibt einiges zu tun.
Corbeil hat ein gutentwickeltes Gesundheitswesen: Ärzte, Kranken-

* Klar ist, daß als Individuen auch die Kapitalisten am Kapitalismus kranken. Man sollte sich vor einer simplistischen Analyse hüten, die nur den Arbeiter als Opfer der Krankheit sieht und den Ausbeuter übersieht. Ungeachtet dessen steht natürlich die Krankheit in engstem Zusammenhang mit dem Klassenkampf.

gymnasten, Krankenschwestern, Labors, verschiedene Spezialisten, ein städtisches Gesundheitszentrum, eine Klinik, ein städtisches Krankenhaus, ein psychologisch-pädagogisches Ärztezentrum (C.M.P.P.), ein Erziehungsheim und eine Beratungsstelle für Erziehungsfragen ... Doch das nur nebenbei. Man könnte das natürlich alles noch verbessern (kürzlich hat ein »psychiatrisches Zentrum« seine Spezialisten über die Stadt verteilt), aber ich will mich jetzt nicht darüber verbreiten. Was die rein technische Seite der Probleme betrifft, mit denen ich konfrontiert werde, brauche ich mir bei auftretenden Schwierigkeiten keine Sorgen zu machen: ein gutes Adressbuch und ein Telefon genügen. Was das übrige betrifft, d. h. das Wichtigste (um nicht zu sagen: das Ensemble der Probleme), so habe ich mir vorgenommen, sie gemeinsam mit den Leuten des Viertels zu lösen.

Mit dieser Absicht, und nicht aus unbezähmbarer Leidenschaft für »bezahlte Dienstleistungen« und den Kleinhandel, habe ich mich hier ganz allein niedergelassen: ein gewöhnlicher Bürger unter gewöhnlichen Leuten, unter Leuten, die wählen und wegsterben.

Das bedeutet auch keineswegs, daß ich die letzten militanten Studentenjahre verleugne: es ist der Übergang zum praktischen Handeln, Konsequenz aus und gleichzeitig lehrreiche Suche nach den eigentlichen Beweggründen meines Engagements. Auch finde ich hier zweifellos die dörfliche Atmosphäre meiner ersten zwanzig Jahre wieder. Im Augenblick dreht es sich jedoch nicht darum, große Theorien zu entwickeln, sondern den banalen Kampf um die Arbeit zu führen, die Miete zu zahlen und die fälligen Wechsel für meinen Wagen, glücklich zu sein und ein Leben zu führen, das gegen die Langeweile ankämpft, gegen die Isolierung und gegen den täglichen Würgegriff der »gesellschaftlichen Stellung«, indem man dem Lächeln der Geschäftsreisenden, der Versicherungsangestellten und der Bankkaufleute zu widerstehen versucht. Da es sich dabei auch um *mein* Leben handelt, das mit dem der andern eng verflochten ist, denke ich von dieser Grundlage ausgehend von neuem über die Probleme der gesellschaftlichen Veränderungen und des notwendigen revolutionären Umschwungs nach: was für eine Revolution denn überhaupt? Wie? Durch wen? Für wen? Ich bin jetzt in der Lage, diese Probleme nicht von einem theoretischen Ansatz her anzugehen, sondern von den Erfordernissen meines Alltags und des Alltags derjenigen, um die ich mich kümmern soll.

Ich glaube, diese Erfordernisse auszudrücken oder zum Ausdruck kommen zu lassen, ist etwas, was zuallererst gemacht werden muß, wenn man das Problem der Krankheit und ihrer Beseitigung (oder Heilung) in Angriff nehmen will. Behandeln bedeutet nämlich nicht gleichzeitig heilen: behandeln heißt den Körper so weit in Ordnung zu bringen, daß er die alte Ordnung wieder erträgt; heilen bedeutet eine Welt zu schaffen, die den Körper nicht mehr der Krankheit aus-

setzt. Sicher – ich habe die Absicht, die Rolle zu übernehmen, die man von mir erwartet, und ich werde Staphylokokken und Venenschwäche bekämpfen. Was mich jedoch motiviert und was ich auch selbst von mir fordere, ist das Problem der »Heilung«. Ich möchte mich nicht mit dem Verabreichen von Antibiotika und Venenmittel begnügen: ich will mich mit den anderen Ursachen von Krankheiten auseinandersetzen, und mir ist klar, daß ich denen nicht in meinen Sprechzimmer begegne.
Ich nutze meine freie Zeit, um Bilanz zu ziehen und einen Text zu verfassen, den ich einigen meiner ersten Patienten gebe, nachdem ich mit ihnen ins Gespräch gekommen bin. Hier ist der Anfang dieses Textes, eine Art unvollständiger Katalog der »Gründe für das Kranksein«.
Ich versuche bestimmte Probleme der Pathogenese* zu definieren, die zwar nicht neu sind, die aber von Ärzten und medizinischen Lehranstalten selten ausdrücklich angeführt werden – was zumindest verdächtig ist, da sie so offensichtlich sind.

WAS UNS KAPUTTMACHT

Die Sexualität gehorcht den Gesetzen einer vom Profit bestimmten Wirtschaft. Die Liebe mündet und endet in einer erstickenden Familiensituation; Literatur, Kino und pornographische Werbung machen Geschäfte mit unserer Frustration.

Eine Moral, die immer nur eine bessere Zukunft verspricht (auf Erden oder im Himmel), unterhält und fördert die panische Angst, die ich vor meinem Körper und den Lustempfindungen habe, die er mir jetzt verschaffen könnte. Sie läßt mich akzeptieren, daß mein Geist abgehoben umherschweift, während mein Körper arbeitet, statt Lust zu empfinden.

Die Ratenzahlungen halten mich in Atem und bringen mich dazu, einen irrsinnigen Arbeitsrhythmus und eine irrsinnige Arbeitszeit zu akzeptieren, die von dem Prinzip industrieller Rentabilität diktiert werden (konkurrenzfähige Produktivität).

---

* Pathogenese bedeutet: Ursprung (oder Ursache) der Krankheit. Man spricht von pathogenen Erregern oder einer pathogenen Situation, wenn sie (die Erreger und die Situation) bei einem Individuum (oder einer Gruppe von Individuen) eine Krankheit hervorrufen.

Nachdem man in öffentlichen Verkehrsmitteln oder in Autostaus eingepfercht worden ist, verbringt man die Nacht – sofern man nicht mehr den Dreck und den Hunger in den Löchern der Slums aushalten muß – im einförmig schäbigen Milieu der lauten Kaninchenställe, die uns der Soziale Wohnungsbau hingestellt hat. Die Hausfrauen hocken Tag und Nacht darin.
Nachdem man ihnen von Kindheit an ihre Minderwertigkeit und ihre Objektrolle beigebracht hat, leben die Frauen als zerbrechliche und unselbständige Schatten (»Weiblichkeit« genannt), abhängig von Männern, die manchmal so tun, als langweilten sie sich nicht und seien ihr eigener Herr. Die Frau aber ist nicht existent. Einige Ausnahmen (wie die Gräfin von Bovouard und Simone Machtalles) bestätigen nur die Regel.

Die Werbeplakate bedrängen uns mit Bildern, die vom Glück durch Waschenzyme und von Schönheit künden, und der Club Mediterranée rationalisiert unsere Freizeit. Der eine Monat entfremdeter Freizeit kauft die elf Monate beschissenen Lebens (mit denen ich ihn auch noch bezahlt habe) wieder zurück. Mit anderen Worten: man hat sich auf der ganzen Linie reinlegen lassen.

Der ganze Quatsch wird frei Haus geliefert, ferngesteuert, ferngesendet oder schriftlich: Guy Lux, Städtequiz, alles oder nichts, tatütata und P. von Dingsda, der uns von der Börse mitteilt, daß die BHV-Aktien leicht ansteigen: alles läuft! All das ist notwendig, damit wir mehr oder weniger kritiklos dieses beschissene Leben hinnehmen können: ja, es ist das Ziel unserer geistigen Leitbilder in Wort und Bild, uns so damit zu überschwemmen, daß jeder Wunsch nach Kommunikation erstickt wird. Und daß wir selbst das, was noch an Kommunikation übriggeblieben ist, auf »Wahrheiten« verschwenden, die von Spezialisten vorfabriziert worden sind. Die Leute sprechen immer weniger miteinander. Jeder Versuch einer direkten Verständigung ist so ungewöhnlich, daß er sofort verdächtig erscheint: »man versucht mich zu vergewaltigen oder zu indoktrinieren«. Jeder wehrt sich, ohne zu bemerken, daß er nur eine Marionette ist: die Kommunikation zwischen den Leuten läuft tatsächlich über Radio und Einheitsfernsehen, den Wegweisern in Fragen des Geschmacks wie des Verstandes. Kommunikation ist durch Telekommunikation ersetzt. Die Menschen sind an eine Leitung angeschlossen, die sie mit der offiziellen Denkweise versorgt.

Die staatlichen oder kirchlichen Schulen haben uns Pflichtbewußtsein, Ergebenheit, die goldene Mitte und den Wettbewerb beigebracht (ein Wettbewerb, der Herrschsucht und Karrieredenken fördert). Sie haben uns auch gelehrt, auf den Krücken der Vergangenheit für die Zukunft zu leben, damit wir die bittere Pille einer unerträglichen, uns krank machenden Gegenwart schlucken können.

Einigen von uns hat der Militärdienst (macht Männer aus den Jungens und bereitet sie auf das »Leben« vor) vollends die uniforme Unterwerfung beigebracht.

Kleine Freuden kompensieren die kleinen Leiden eines kleinen, beengten Lebens, das man ohne Begeisterung lebt, ständig auf der Suche nach Ablenkungen im Berufs-, Gesellschafts- oder Familienleben; Ablenkungen, die nicht besser und nicht schlechter sind als all die anderen: Alkohol, Angeln, Drogen oder Surprise-Parties: alles Mittel, um unsere Misere und Langeweile zu kaschieren, um die Zeit totzuschlagen.

Diese Vernichtung, dieser Totschlag oder Selbstmord, machen unser »Alltagsleben« aus. Man zwingt uns als Leben auf, was nur ein widerliches Überleben ist. Schlecht dran zu sein bedeutet heutzutage nicht nur am Hunger zu krepieren oder im Dreck zu verkommen, sondern auch: in seiner Sozialwohnung oder in seinem »Eigenheim auf Raten«, vor dem Fernseher oder vor dem auf Kredit gekauften Kühlschrank vor Langeweile einzugehen. Das eigentliche Elend ist, daß wir nicht mehr wir selbst sind: das Elend der allgemeinen Entfremdung.

Nicht alle werden sich dessen bewußt, und manchmal gelingt es einem auch, so zu tun, »als ob« man glücklich wäre. Wie gesagt prägen uns Fernsehen, Kino und Werbung, sie zeigen uns, daß das Leben so und nicht anders ist und daß man sich zu fügen hat.
Unsere Lustbedürfnisse sind fehlgeleitet und auf Konsum ausgerichtet (Kauf eines Autos und anderer Spielereien). Kritik ist zwar erlaubt, aber sie ist vollkommen formalistisch und entfremdet. Man kann in der Tat kritisieren und sich auch Gehör verschaffen: so gibt es im Fernsehen ein Untersuchungsprogramm, in dem Anregungen und Kritik ermutigt und behandelt werden. Aber:

1. Die kritischen Beiträge kommen von Leuten, die durch die Schule eines Fernsehens gegangen sind, das ihr Kritikvermögen durch Verabreichen hoher Dosen von »Vorbildern« geschwächt hat (Kriterien weiblicher Schönheit, z. B.)
2. Diese Beiträge werden nicht von den Zuschauern, sondern von den dafür Verantwortlichen, den Experten benutzt, um die Institution, welche die Massen den vorgegebenen, marktgerechten Modellen in die Arme treibt, noch verbessern zu können. Es besteht kein Zweifel, daß diese Einrichtung darauf zielt, uns mit Leib und Seele zu schlucken, wobei uns noch der Eindruck vermittelt wird, wir seien frei und glücklich. Unsere kritischen Äußerungen tragen oft dazu bei, die Form unserer Entfremdung zu verbessern: es läuft problemloser, wir sind zwar abhängig, aber wir haben den Eindruck, frei zu sein. Das Ziel ist, uns alles mit einem Lächeln ertragen zu lassen. Betrogen – aber zufrieden.

»Der starke Mann« erträgt diese Art von Überleben und sieht (falls er sie nicht ins Gefängnis wandern läßt) untröstlich und mitleidsvoll auf die »Schwachen« herab, die die tägliche Misere mit Hilfe von Alkohol, Drogen oder Krankheiten zu vergessen suchen.

Das ist also das allgemeine Klima, in dem ich zur Lösung von Einzelfällen beitragen, d. h. meine Rolle als Arzt übernehmen will – mitsamt all den Widersprüchen, die sie aus meiner Perspektive enthält. Ich nehme also nach und nach mit Freunden Kontakt auf, die sich mit demselben Problem herumschlagen, wie man »das Leben ändern« soll. Mit ihnen zusammen wird es mir gelingen, mein Leben hier anzufangen, und zwar jetzt sofort; mich nicht mehr in mein Sprechzimmer und meine traditionelle Rolle als »Arzt des Viertels« verbannen zu lassen.
Aber niemand verlangt überhaupt von mir, daß ich mein Sprechzimmer verlasse. Das Gegenteil wird verlangt: ich soll mich mit meinen kleinen Geheimnissen, den schmutzigen (Krankheit = Schmutz) kleinen Geheimnissen der Leute meines Viertels in meine Praxis einschließen. Das ist der Sinn der ärztlichen Schweigepflicht.
Genau darin aber, in der Beschränkung jedes einzelnen auf seine eigenen Leiden, liegt die Falle; eine Falle, die uns vor einer wirklichen Lösung des Problems der Krankheit kapitulieren läßt. Es ist und bleibt für mich ein Hauptanliegen, unter Wahrung der »ärztlichen Schweigepflicht«, die einseitig zu brechen ich mir nicht anmaße, Initiativen zu entwickeln, mit deren Hilfe ich die folgenschwere Bedeutung dieser »Pflicht« einschränken und den Bann brechen kann, der

die Leute auf ihr jeweils individuelles Drama fixiert. Daran muß ich offensichtlich genauso arbeiten wie die Menschen des Viertels. Dabei handelt es sich nicht um eine spezifisch »medizinische« Tätigkeit: gefordert ist eine konsequente politische Entscheidung, die die Aufspaltung des Individuums in Rollen (Beruf, öffentliches Leben, emotionales-sexuelles Leben, Freundeskreis) ablehnt. Diese Entscheidung hat aber auch eine »medizinische« Seite, denn diese Aufspaltung ist einer der wichtigsten krank machenden Faktoren. Der in seiner Praxis kasernierte Arzt tut nichts anderes als sie zu legitimieren und zu verewigen: die Praxis mit ihrem Schrank voller Karteikarten ist eine Sackgasse, in der sich das Elend des Viertels in falschen Lösungen verliert (oder besser fortsetzt). Aus dieser Sackgasse herauszukommen, ist für mich das Allerwichtigste.
Im September 1970 wohne ich in einem Wohnblock des sozialen Wohnungsbaus in der Rue de la Poterie, der teilweise noch nicht ganz fertiggestellt ist.
Eines Abends wird im Mieterklub über Freizeit geredet. Unter dem Vorwand, daß ich »ein gutes Verhältnis zur Jugend« habe, schlagen mir die Verantwortlichen vor, die Freizeitgestaltung zu übernehmen. Sie regen an, einen Tanzabend im Saal eines Cafés zu organisieren, das auf der anderen Seite des Wassers in der Nähe des Bahnhofs liegt, ziemlich weit in der Stadt. Ich bin dagegen und akzeptiere nur unter der Bedingung, daß alles im Bereich des Wohnblocks stattfinden müßte, selbst wenn kein Raum dafür vorgesehen sei (die einzige Lösung war, das größte Zimmer meiner Wohnung dafür freizugeben ... aber die Phantasie macht alles!).
An einem Samstagabend laden wir, zusammen mit ein paar Freunden, auf Plakaten in den Treppenhäusern zu einem großen Cous-Cous-Essen im Freien vor dem Gebäude ein.
Eine algerische Familie bereitet das Cous-Cous zu. Wir legen ein elektrisches Kabel von der 9. Etage, wo ich wohne, installieren die Beleuchtung und einen Plattenspieler. Vom Markt haben wir uns Bretter und Böcke ausgeliehen, die Stühle stammen aus den Etagen. Es sind ungefähr sechzig Leute da. Die Jungen haben ihre Gitarren mitgebracht. Man ißt, trinkt, redet und tanzt. Der Abend ist sehr nett, aber nicht immer spannungsfrei. Viele Leute halten sich in ihren Wohnungen eingesperrt und heben nur von Zeit zu Zeit eine Ecke des Vorhangs, um zu sehen, was für dramatische Ereignisse sich womöglich anbahnen. Einige schicken zumindest die Kinder, die ungeduldig hinter den Türen zappeln. Einer der Verantwortlichen des Mieterklubs kommt diskret herunter, um mich vor eventuellen Provokationen zu warnen. Laß dich nicht einschüchtern, auf einem Fest kann es nicht geräuschlos zugehen! Eine leicht vergrätzte alte Dame ruft die Polizei an, die aber nicht kommt, da ihr die angeführten Gründe zu lächerlich erscheinen: etwas Musik am Samstagabend! Es ist schönes Wetter, alle sind zufrieden, man hat

einen schönen Abend verbracht, man hat viel geredet und sich endlich auch ein bißchen von einer anderen Seite kennengelernt.
Dieses schlichte Ereignis hat über die Musik am Samstagabend hinaus in der darauffolgenden Woche viel Lärm verursacht. Heftige Diskussionen brechen aus – oder beredtes Schweigen. Die Lager sind geteilt: es fallen Ausdrücke wie »Idioten« oder »unverantwortliche Typen«. Ich für meinen Teil verliere vorübergehend eine Menge Patienten, und meine Beziehungen zu den Verantwortlichen des Mieterklubs, die sich aus unerfindlichen Gründen am Samstagabend dünne gemacht haben, sind gespannt. Ich bin ziemlich zufrieden: mehr noch als der vorangegangene Text hat der Abend die Atmosphäre erzeugt, in der ich arbeiten will; ein einfacher Vorgang, der den »normalen« Lauf der Dinge im Viertel unterbricht, treibt die Ideen sehr viel schneller voran als kilometerlange Reden. Ein Vorgang, der mit den Gewohnheiten bricht, regt ungeheuer zum Reden und zum Nachdenken an. Er wird weitere Ereignisse nach sich ziehen.
Auch mich regt dieses Abenteuer zum Nachdenken an. Plötzlich wird mir bewußt, daß Taten überzeugender als alle Reden sind: weil die Leute auf die eine oder andere Art einbezogen werden, gleichgültig ob sie dagegen sind, sich dafür einsetzen oder sie nur hinnehmen. Von einer Rede kann man sagen, sie sei »interessant«, wenn sich aber etwas direkt vor einem abspielt, ist es unmöglich, sich herauszuhalten und nicht zu handeln.
Meine alten Überlegungen über die Zusammenhänge zwischen Theorie und Praxis bedrücken und paralysieren mich nicht mehr durch ihre planetarischen Dimensionen: sie werden menschlicher, sie gehen nicht mehr über meinen und auch nicht mehr über den Horizont der Bewohner meines Viertels hinaus. Was geschehen muß, muß heute geschehen; mit den Kräften, über die wir heute verfügen, denn wir leben und sterben auch heute.
Es genügt nicht, den sozialen Charakter der Krankheit zu erkennen, zu erkennen, daß sie eine Rebellion gegen die bestehende sozioökonomische und kulturelle Ordnung (pathogenetische Ordnung) ist. Es geht vielmehr darum, diese Analysen in die Tat umzusetzen, d. h. praktische Formen einer offensiven und wirkungsvollen Medizin zu entwickeln und zu verwirklichen.
Schon jetzt aber wird mir eines immer klarer: zwischen der Medizin, die ich praktizieren, und dem Leben, das ich führen will, gibt es keine unüberwindlichen Barrieren. Das Fest auf der Straße hat sowohl für die Medizin als auch für das Leben etwas bedeutet. Die Frage, die sich für mich stellt, ist die nach dem Glücklichsein, und sie stellt sich auch für die andern, mit denen ich zu tun habe, für meine Freunde, meine Patienten, meine Nachbarn. Für mich steht fest: ich darf mich nicht auf die Rolle festlegen lassen, die mir beigebracht wurde und die mir auch sofort von den Leuten zugeschoben wird, die in meine

Sprechstunde kommen. Ich darf mich nicht in mein Sprechzimmer einschließen lassen, genausowenig wie in meine Wohnung. Die ärztliche Praxis ist ein Ort, in dem sich das Leiden und die Isolation der Menschen – meine natürlich eingeschlossen – folgenlos fortsetzen. Wenn ich nur das tue, was die Leute wollen, ersticke ich (und sie übrigens auch).
Es ist unbedingt notwendig, den entgegengesetzten Weg einzuschlagen; vom Wartezimmer auf die Straße zu gehen: sozusagen zum Gegenangriff anzutreten.
Um einen Anfang zu machen, gehe ich ins Wartezimmer: ich schreibe die Wände mit Sprüchen voll und fordere die Patienten auf, das auch zu machen. Sie lassen sich nicht lange bitten.

3. Das Wartezimmer

Es gibt keine Sprechstundenhilfe, es ist also nicht immer jemand da (der Arzt ist auf Visite oder im gegenüberliegenden Bistro, die Hauswartsfrau ist nicht auf der Treppe), das Wartezimmer ist nach zwei Richtungen offen, nach dem Sprechzimmer und nach der Straße. Man kann auch nur kommen, um sich einen Augenblick lang auszuruhen oder um eine Platte aufzulegen, oder auch um sein Baby zu wiegen*: man kommt nicht mehr nur, um vom Arzt ins Sprechzimmer gerufen zu werden.
In über fünf Jahren hat sich hier so viel abgespielt, daß ich unmöglich alles wiedergeben kann. Trotzdem muß ich darüber berichten, denn das Wartezimmer steht im Mittelpunkt der Ideen und Ereignisse, die in diesem Buch beschrieben werden.** Es ist für sich schon ein Ereignis. Ein politischer Akt.
Was steckt theoretisch hinter dieser »Öffnung« des Wartezimmers? Mit ihr wird eine Praxis ausgeübt, die mit der defensiven Haltung und mit der in sich abgekapselten Ideologie des Gesundheitssystems in all seinen verschiedenen Erscheinungsformen Schluß macht; eine Praxis, die mit dem Ausschluß, der Verbannung der Krankheit an einen eigens dafür geschaffenen und abgeschlossenen Ort – in jene Sackgassen und Reservate, die »Pflegestätten« im allgemeinen darstellen – endgültig bricht. Es soll die Vorstellung von einem Ort entwickelt und ausprobiert werden, den man nicht nur aufsucht, wenn man krank ist, sondern auch aus Gründen, die sich aus unserem Alltagsleben ergeben. Damit wird die eigentliche ärztliche Arbeit, wie sie von der Krankenkasse vorgeschrieben wird, zur Begleiterscheinung einer alternativen Lebensführung oder eines Kampfes für ein alternatives Leben; wobei sie natürlich eine wichtige Tätigkeit bleibt.

* Es gibt einen Plattenspieler und Platten. Und auch eine Kinderwaage, die die neugierigen Eltern benützen können, um von Zeit zu Zeit die Entwicklung ihres Nachwuchses wissenschaftlich genau kontrollieren zu können. (Ich fand es völlig unnötig, daß die Eltern einen Arztbesuch bezahlten, nur um ihr Kind wiegen zu lassen. Joelle war dagegen, diese Kinderwaage aufzustellen; ihrer Meinung nach gab es überhaupt keinen Grund, die Säuglinge ständig zu wiegen: »Daß es keine Waage gibt, ist die einzige Besonderheit der Praxis!« Theoretische Probleme bei der »Entmedifizierung«.

** Dabei muß man betonen, daß die Ideen und Aktionen, die in diesem Buch angeführt werden, keineswegs allein dem Autor zuzuschreiben sind. Dieses Buch ist die vorläufige Bilanz, ein Rechenschaftsbericht der Ideen und Aktionen, zu denen das Leben einer ganzen Reihe von Leuten, darunter meines selbst, Anlaß gegeben hat.

Die »Öffnung« des Wartezimmers geht auf die Zeit nach dem Cous-Cous in der Rue de la Poterie zurück. Militärisch ausgedrückt war sie »ein strategischer Rückzug in schon vorbereitete Auffangstellungen«. Die Basis sollte konsolidiert und eine neue Offensive vorbereitet werden. Sinn und Ziel: die Mauern zum Leben zu bringen, und zuallererst meine eigenen.

Das Wartezimmer ist ein schöner großer Raum mit gewachstem Holzfußboden und hoher Decke, mit viel Licht durch zwei große alte Fenster, die vielfach unterteilt sind: einige »Gemälde alter Meister« und ein »Empire«- oder »Louis-XVI«-Mobiliar würden Wunder wirken.
Ohne seinen streng hygienischen (und sanitären!) Charakter zu ändern, habe ich angefangen, die Wände mit Inschriften und Plakaten zu bedecken: herausfordernde Kontraste, ein wenig Mai 68 im Viertel Saint-Léonard, Gesprächsstoff in diesem Ort angstvollen Schweigens.
Ich beschrieb große Papierrollen, die von der Decke bis zum Boden reichten, und heftete sie mit Reißzwecken fest. Zuerst Auszüge aus »Summerhill« von A. S. Neill (dieses Buch hat mir sehr viel weitergeholfen) sowie ein Gedicht von Majakovski, dann auch längere Texte, »Erläuterungen und Proklamationen«, die ich selbst verfaßt habe, wenn ich mich gerade danach fühlte. Es war zu der Zeit, als das Flugblatt über die Sexualität Furore machte. Ich hatte einige zusammengeklaute Plakate angebracht, die exemplarisch zeigen sollten, wie schamlos die Werbung die Sexualität ausnützt:
»Scappa con superissima« verkündete ein verführerisches, minimal bekleidetes Mädchen mit dem vielsagenden metallischen Ende eines Einfüllschlauchs in der Hand. Sie war damals an allen BP-Tankstellen im Norden des klerikalen Italien zu sehen, wo Empfängnisverhütung immer noch eine Schande und Abtreibung ein Verbrechen war.
Aber man brauchte keineswegs über die Alpen zu ziehen, man brauchte nur über die Brücke zu gehen, um ein Plakat gleichen Stils in den Schaufenstern zu finden: ein anderes attraktives Mädchen, eine Waldfee im Minirock, hielt völlig eindeutig einen Fuchsschwanz Marke »Partner« in ihren flinken Händen.
Ich hatte auch zwei große Steropor-Platten angebracht, wo die Leute ihre eigenen Texte draufpinnen sollten. Es dauerte nicht lange, bis ein Patient auf ein Blatt und halb noch auf die Wand geschrieben hatte: »Es ist verboten, den Kindern zu verbieten, auf die Wände zu schreiben.« Gezeichnet Fred.
Von da an häuften sich die mit sicherer oder ungeschickter Hand von Kindern und Erwachsenen verfertigten bunten Filzstiftzeichnungen, die Graffiti und unterschiedlichsten Wandsprüche politischer oder amouröser Natur, die Liebesklagen und Gedichte. Wenn kein Platz

mehr da ist oder wenn man sie nicht mehr sehen kann, braucht man sie nur zu überpinseln oder ein neues Stück weißes Papier drüberzukleben... und das Ganze fängt wieder von vorne an.

Hier sind einige Beispiele von Wandsprüchen, die am 14. Mai 1977 übermalt wurden:

Ich bin aus dem Ferienlager zurück und bin in einen Jungen verliebt und ich sehe ihn nicht wieder und ich weiß nicht ob ich ihm schreiben soll. Sag mir ob ja oder nein. *Nadine*

Wenn ich morgens den Wecker höre frage ich mich ob ich noch lebe. – Das ist nicht mein Problem, ich höre ihn nämlich nicht.

Die Schule ist doof.

Leb dein Leben, leb dein Leben und hab keine Angst
dein guter Stern behütet dich auch wenn du bangst
Kindchen, Kindchen weine nicht
ein Lächeln, schnell, und Gott behüte dich
dies ist ein Lebensquell. *Muriel,* 13 Jahre

Die Revolution soll nicht mehr als das vollkommene Glück wollen.

Lieben ist immer einfach, aber geliebt zu werden, das ist schon schwerer.

Herr X., Personalchef, der sich aus einem Haufen Scheiße hochgearbeitet hat, ist der Schleifer der Papierfabrik Darblay. Er ist ein Kapitalistenknecht: Produktion = Arbeitslosigkeit und Schikanen.
Gezeichnet: ein Arbeiter der Papierfabrik

Öffnet eure Ohren für die Musik von heute. Macht Schluß mit den Händlern des Vergangenen.

Das Lied möchte ich hören
das Meer und die Statuen träumen sehen
die Bäume verstehen, wie sie sich umarmen
und sehen, das Moos
die Nacht und den Tag beherrschen
am hellichten Tage lieben
Freudentränen trinken
Ganz einfach nur lieben
so wie man Wasser in Vasen füllt
volles Wasser, leeres Wasser, kaltes Wasser
einen leeren Körper für einen kurzen Augenblick
Glück und Wonne für einen kurzen Augenblick. *M.* 8/5/76

Die Krankheit ist eine zukunftsträchtige Waffe.

Vergessen wir nicht Prévert, der »kleinen Leuten« wie uns durch die Poesie und Anarchie der Straße Bedeutung verlieh. 2/4/77

Prévert, sagen die »übelwollenden« Bürger, war ein Faulpelz, der hinter dem Ofen hocken blieb. Aber wie sehr hat diese Wärme unsere Herzen erwärmt. 2/4/77

Ich wäre gerne ein genialer Klempner, der das Versickern der Zeit aufhalten könnte.

All das beweist, daß das Wartezimmer nicht nur ein Ort ist, wo man sich hinsetzt und wartet und vielleicht in einer auf Hochglanzpapier gedruckten Illustrierten blättert. Es ist ein Ort voller Leben, von dem jetzt einige Momentaufnahmen folgen.
Die Einrichtung der »Samstagnachmittage« war und ist trotz aller Unzulänglichkeiten ein bedeutender Teil dieses Lebens. Auf einem Schild, das über die »Funktionsweise der Praxis« informiert, stehen die Sprechstunden, die Notrufnummer und kurze Hinweise auf die Arbeitsweise der hier arbeitenden Ärzte.* Man kann auch folgende Einladung/Ankündigung finden:

Samstagnachmittag, von 15 bis 17 Uhr,
außer bei Notfällen
keine Sprechstunden oder Hausbesuche: freie Diskussion
über dies und jenes, Gott und die Welt,
rheumatische und sonstige Beschwerden,
das Huhn im Kochtopf,
die Impfungen, das Auto, das Familienleben,
die Kinder, die Angehörigen, die Sexualität und den heiligen
Geist, den Butterpreis, das Verrücktsein (wer ist verrückt,
und wer nicht?)
über Medikamente, Diättypen... kurz
über alles was man will.

* Ich habe immer mit einem (einer) Medizinstudenten (-studentin) im Examenssemester zusammengearbeitet: So etwas nennt sich »ordentliche Vertretung auf kurze Zeit« und stellt eine persönliche Interpretation einer der Ideen der medizinischen Studienreform dar, des »Praktikums bei einem niedergelassenen Arzt«. Seit einigen Monaten sind wir zwei approbierte Ärzte, die in dieser Praxis arbeiten, was jedoch nichts an der kurzen Mitarbeit der Studenten/innen im Examenssemester ändert.

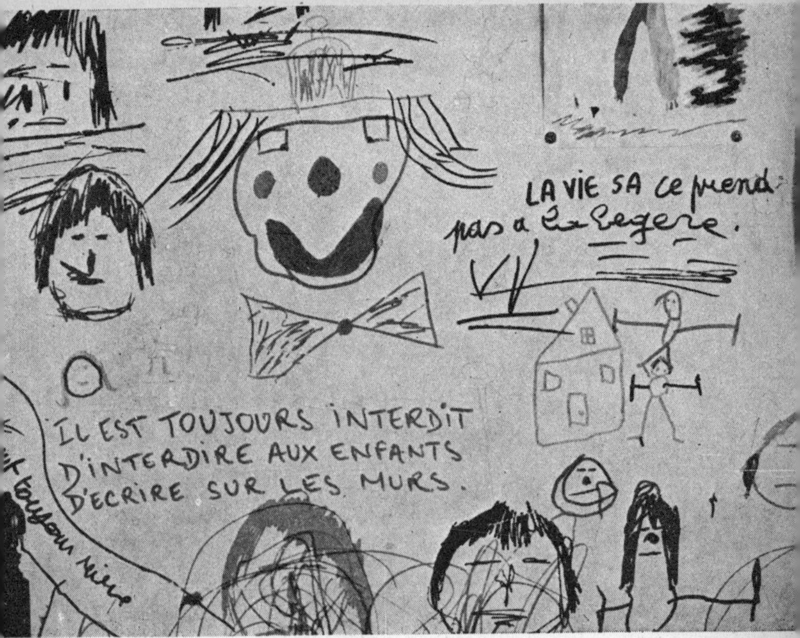
LA VIE SA ce prend pas a la legere.
IL EST TOUJOURS INTERDIT D'INTERDIRE AUX ENFANTS D'ECRIRE SUR LES MURS.

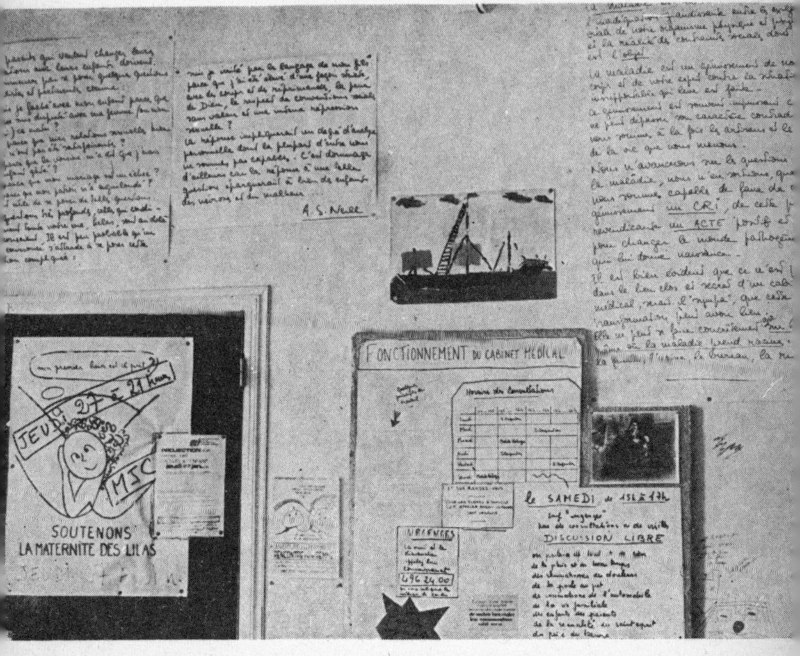
A.S. Neill
FONCTIONNEMENT DU CABINET MEDICAL
Horaire des Consultations
JEUDI 27
MJC
SOUTENONS LA MATERNITE DES LILAS
URGENCES
496 24.00
le SAMEDI de 15h à 17h
DISCUSSION LIBRE

Englische Woche nach Art eines Arztes am Ufer der Seine!
Da gab es natürlich auch besonders frohe oder besonders schwere Augenblicke: wie z. B. den Tag, an dem wir eine heidnische (aber medizinisch abgesegnete!) Hochzeit eines jungen Paares feierten, das seine Gesundheitszertifikate abholte; oder als ein Oberschüler ein Attest haben wollte, um sich acht Tage erholen zu können (vgl. das Kapitel über die Gewalt); oder die aufregenden lokalen oder allgemeinen Zwischenfälle (Jugend- und Kulturzentrum von Monconseil, Schwierigkeiten an der Schwesternschule wegen Fragen des Schwangerschaftsabbruchs und der Empfängnisverhütung, Produktion von Siebdruckplatten zur Verteidigung des Entbindungsheimes in Les Lilas).
Trotz allem führt nichts daran vorbei, daß diese Einrichtung der Samstagnachmittage an unseren Illusionen gemessen kein voller Erfolg war. Es kamen auch nicht viele Leute. Tatsächlich ist auch nicht einzusehen, warum man ohne zwingenden Grund, ohne »Anliegen«, ohne krank zu sein, eine ärztliche Praxis aufsuchen sollte. Was das »Anliegen« betrifft: manchmal kamen Leute, weil sie glaubten, der gute Onkel Doktor würde einen wöchentlichen Kurs veranstalten. Sie gaben auf, als sie merkten, daß das keineswegs der Zweck der Übung war. Offensichtlich fand da kein »Seminar« für die im weiteren Umkreis von Paris liegenden Vororte statt, und dann war auch der Arzt nicht immer erschienen.
Die »Samstagnachmittage« sind also vor allem ein Anlaß, sich mit einigen Freunden aus Corbeil oder sonstwoher zu treffen, oder auch nur eine Gelegenheit für die beiden Ärzte, die hier arbeiten, eine Bilanz der vorangegangenen Woche zu ziehen und sich Gedanken über die kommenden Wochen zu machen, ... ab und zu passiert dann auch etwas Wichtiges. Aus diesen Gründen »empfangen« wir auch weiterhin am Samstagnachmittag, aber...
Aber wie alle Welt weiß, ist das Unvorhergesehene oft das Wichtigste. Wenn etwa der Arzt für einen Augenblick sein Sprechzimmer verläßt, um im Wartezimmer zu diskutieren, oder auch wenn er das tut, während der andere Arzt seine Sprechstunde weitermacht. Macht man daraus eine Regel (freie Diskussion von vier bis fünf!), kann das sehr zwanghafte, widersprüchliche und eher spalterische Wirkungen haben. Die Freiheit von vier bis fünf erinnert an die »Tage der offenen Tür«, die zum guten Gewissen unserer repressiven Institutionen geworden sind! Es ist sehr viel echter und fruchtbarer, wenn man sowohl nach der eigenen wie auch der Lust und Laune der anderen geht. Alles in allem ist es nicht so schwierig, ein unkompliziertes Verhältnis zu den andern zu haben, zumindest nicht wenn man einige Gemeinsamkeiten hat. Es ist schrecklich und verrückt, wenn man sieht, welche Hirnverrenkungen eine so einfache Sache in der Regel von uns verlangt, wie wir in dieser Kultur der »Rollen« und der Kommunikationslosigkeit festgefahren sind. Die Anwesenheit

des Arztes ist auch nicht unbedingt erforderlich, um Leben ins Wartezimmer zu bringen.
Natürlich hat der Arzt eine bestimmte Vorstellung: gemeinsam im Wartezimmer die Fragen zu diskutieren, die den Krankheitserscheinungen zugrunde liegen (über die er mit dem »Kranken« reden »kann« – aber nur hinter der Doppeltür seines Sprechzimmers*), und die Krankheit zu sozialisieren. Dies ist das Ziel der Bemühungen, die man »Arbeit im Wartezimmer« nennen könnte, und so gesehen ist es ein politischer Akt, diesen Ort zum Leben zu erwecken. Aus dem Gefängnis der Krankheit herauskommen, zum Gegenangriff übergehen, aus diesem Ort etwas anderes als einen Ort des Schweigens, der Angst und des Todes machen – das heißt effektiv, politisch... und subversiv handeln. Das ist eine langwierige Arbeit, und die Bezeichnung »Leben« ist dabei von entscheidender Bedeutung. Sie erfordert jedoch keinesfalls die ständige Anwesenheit des Arztes, im Gegenteil. Ich war sehr glücklich, als ich einmal die Tür aufmachte und fünf junge Leute vorfand, die auf dem Teppich saßen oder lagen und Musik hörten, dazu drei Männer und eine Frau, die Karten spielten, und in der Ecke neben dem Fenster drei ältere Leute, die Babylätzchen strickten...
Es gibt Tage, an denen sich was tut, wie auch trübe und triste Tage, so wie sich Sonnen- und Regentage abwechseln.
Zum Abschluß etwas Farbe.
Ich habe eine Freundin, eine Malerin, sie heißt Monique Bouquerel. Im Dezember 1973 kam Monique für ungefähr zwei Wochen mit ihren Pinseln, ihren Tuben und ihren Staffeleien, um ein Bild zu malen, das die ganze Fläche von fünf mal drei Meter der hinteren Wand bedeckte.
Ihre Arbeit forderte damals und fordert heute noch zu sehr heftigen Diskussionen heraus. Sie gefällt oder gefällt nicht. Ich mag den rechten Teil mit der zerfließenden Sonne. Man kann darin eine rote Nase mit einem Schnauzbart und halbgeschlossene Augen sehen. Ein Geschlechtsteil. Einen Vulkan. Wissen Sie, ich verstehe wirklich nichts davon. Diskussionen über Kunst...

* Kurzer Auszug aus der Begründung des Urteils der Ärztekammer, die mir am 14. Juni 1972 für ein Jahr die Ausübung meines Berufs untersagte: »Angesichts der Tatsache, daß solche Theorien – die begründet sein mögen oder nicht – einen Arzt leiten können, wenn er in seiner Sprechstunde, wo er der Schweigepflicht unterliegt, von den Eltern um Rat gefragt wird... daß er zwar, wenn er um Rat gefragt wird, berechtigt ist, die jungen Patienten zu leiten und zu beaufsichtigen; unvorstellbar ist jedoch, daß Minderjährige, welchen Alters und welcher Herkunft auch immer, durch spektakuläres Verhalten zu Handlungsweisen veranlaßt werden, die – ob üblich oder nicht – nur zu Komplikationen führen...; daß er sich nicht scheut, durch öffentliche Propaganda, aufzufordern..., etc.«
Dieser Text zeigt deutlich die Grenzen, die der Medizin von offizieller Seite gesetzt sind.

Gut, ich werde mich also hier weder über Kunst noch über diese »andere Autorität«, den Maler, auslassen. Diese Autorität soll jedoch ruhig da sein, damit Auseinandersetzung entsteht, ist es wichtig, daß andere »Autoritäten« an den »Stätten« der Medizin auftauchen.
Im Juni 1977 haben wir das Experiment noch weiter getrieben, wir haben unsere Wände mit weißem Papier bedeckt und die drei Räume der Praxis in eine »Galerie« verwandelt, um ungefähr dreißig Bilder von Monique auszustellen.
Die Eröffnung mit den ganz »feinen« Leuten vom Viertel Saint-Léonard findet an einem Abend statt. Obstsäfte, Alkohol und Kuchen.
In den folgenden vierzehn Tagen vertreiben sich die anfangs etwas erstaunten Leute die Wartezeit mit der Besichtigung der Bilder: Also wissen Sie, man wundert sich über nichts mehr hier (manche kommen übrigens nur, um die Bilder anzusehen). Wie schön, diese Kathedrale. Bologna. Mir gefallen die Farben und diese kleine Folge von Bögen. Ich verstehe nichts davon. Aber es gibt auch nichts zu verstehen. Entweder es gefällt oder es gefällt nicht. Die Muschelschalen. Schauen Sie, mich beeindruckt vor allem diese Portraitserie...
Damit möchte ich vorläufig Schluß machen.
Zumindest ein Ziel ist erreicht worden: das Wartezimmer ist zu einem Ort der Auseinandersetzung, des Handelns und von Aktionsplänen geworden, die »draußen« weitergehen müssen – zu einem Ort der Resozialisierung von allem oder einem Teil dessen, was uns zum Arzt gehen läßt. Offensichtlich ist das, was sich dort abspielt, genauso wichtig wie das, was sich innerhalb der eigentlichen Praxis, d. h. in der »Sprechstunde« abspielt.
Ein Projekt, das mit dem hermetischen Konzept von »Pflegestätten« und »Gesundheitssystem« Schluß machen könnte, wird immer greifbarer: es müßten Orte geschaffen werden, zu denen der »Patient« dazu gehört wie ein Teil zum Ganzen, und wo zugleich die Struktur der medizinischen Versorgung nicht das Wichtigste, nicht der Zweck des Ganzen ist. Orte, wo das Leben wieder resozialisiert wird. Moniques Ausstellung brachte uns darauf, daß man dabei vor allem Berufsbereiche einbeziehen sollte, bei denen menschliche Beziehungen und künstlerische Kreativität eine Rolle spielen: Malerei, Theater, Photographie, Musik, Café-Restaurant. Es soll keine von Ärzten (oder gar von Psychotypen) geleitete New-Look-Gemeinschaftspraxis geschaffen werden, sondern schlicht ein Ort, wo Leute aus den genannten Bereichen ganz unabhängig arbeiten würden...
Ein Traum zum Weiterträumen. Erfahrung, Realität.
Auf jeden Fall kann die ärztliche Praxis von heute an nicht mehr das schweigende, hoffnungslose und ohnmächtige Auffangbecken unseres Elends sein.

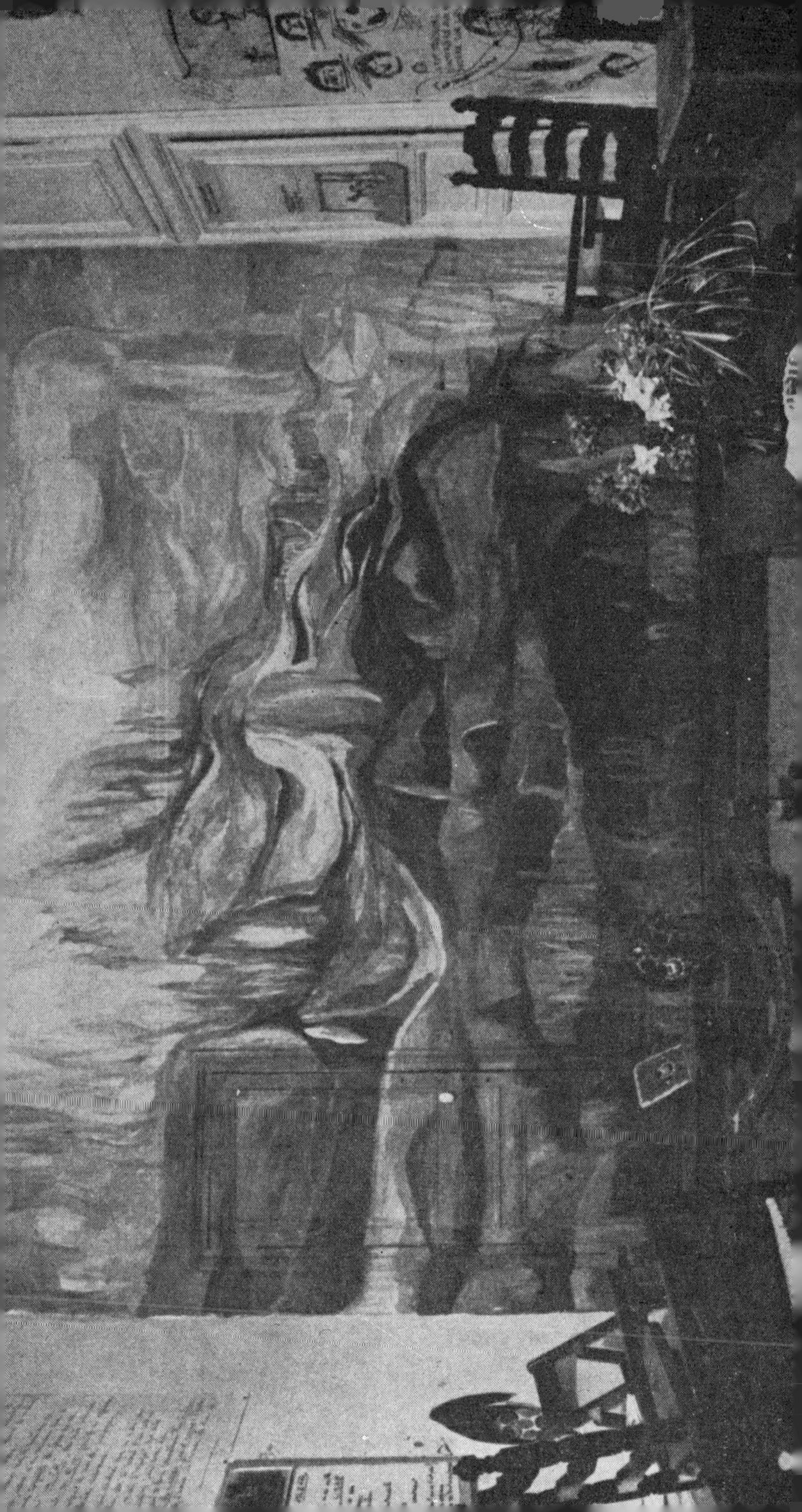

4. Die Patienten

Herr A. wird demnächst 80 Jahre alt. Er ist seit etwa zehn Jahren Witwer. Als ich ihn 1969 kennenlernte, hatte er bereits mehrere operative Eingriffe hinter sich. Er hat eine ganze Sammlung von Leiden, kleine und große, die praktisch sein Lebensinhalt sind, so sehr beschäftigt er sich mit ihnen, hält ihn ihre Behandlung in Atem. Ich sehe ihn regelmäßig wegen seiner Lungen, seines Blutdrucks, der fällt und steigt, seiner Gürtelrose, seiner Verdauungsstörungen, seiner Probleme mit den Augen und mit den Nasennebenhöhlen, seiner Bruchbeschwerden und so fort.

Im übrigen kümmert er sich ganz allein und sehr gewissenhaft um seine Gesundheit, und bei seinem Alter mache ich nicht mehr den Versuch, seine Gewohnheiten umzukrempeln. Er beobachtet seinen Körper sehr aufmerksam und wird bei der kleinsten unvorhergesehenen Veränderung unruhig: ich sehe ihn seit acht Jahren ein- bis zweimal im Monat, beantworte eine Reihe von Fragen, die auf einem Zettel stehen, stelle ein Rezept aus, das schon vorbereitet ist und nur abgeschrieben werden muß.

Wir verstehen uns gut; in unserm Verhalten liegt nichts Aggressives, auch wenn er mir manchmal etwas auf die Nerven geht mit seinen Wehwehchen, die ich herunterzuspielen versuche. Er kommt entweder zu mir, oder ich komme zu ihm, je nachdem ob schönes Wetter ist oder nicht. Mein Berufsverbot wegen »Verstoßes gegen die guten Sitten« hat ihn völlig kalt gelassen – im Gegenteil: auch während dieser Zeit sahen wir uns, sprachen aber nie über »diese Sache«, obwohl er mir seine Unterstützung zusicherte.

Neulich, als ich gerade aus dem Haus ging, nachdem wir zum tausendsten Mal über seine Ängste gesprochen hatten, sagte er zu mir: »Eine Weibergeschichte hat mir einen schweren Schlag versetzt, aber darüber muß ich selbst hinwegkommen: dabei können Sie mir nicht helfen!« Mir blieb die Spucke weg, und auf der Straße war ich sehr vergnügt: »darüber« hatte ich mich noch nie mit Herrn A. unterhalten.

Ich habe alte Leute gern, zumindest die, die einem Mut zum Leben machen, weil sie selbst nicht aufgeben, solange noch etwas Leben in ihnen steckt – und die sind gar nicht so selten. Schon immer wünsche ich mir, »jung« zu sterben.

Als ich wegen Verbreitung des Flugblatts »Lernen wir lieben« Schwierigkeiten mit den »Eltern der Schüler« hatte, wurden in Corbeil und in den Dörfern viele Unterschriften zu meiner Verteidigung gesammelt: häufig kamen sie auf Veranlassung von älteren Leuten zusammen, und die Journalisten, die sich für meinen Fall interessierten, wunderten sich immer darüber. Aber das ist gar nicht verwunderlich: den Alten, die sich um die Zukunft keine Sorgen mehr machen müssen, fällt es sehr viel leichter als den sogenannten »Berufstätigen«, die bis zum Hals in einem System des Konsums und Wettbewerbs stecken, ohne Hintergedanken und ohne hektische Rentabilitätsberechnungen vollständig in der Gegenwart zu leben. Was mich betrifft, so besteht der Unterschied zu ihnen nur darin, daß ich darauf nicht warten will, bis ich alt bin. Ich bin nicht wie dieser eine 34jährige, der total erschöpft und nervös war und Schlafstörungen hatte. Er machte viele Überstunden, um sein neues Eigenheim abzubezahlen (»Werden Sie Hauseigentümer mit 10 %« verkündet ein Plakat im Neubaugebiet von »Pré Saint-Germain«... Er ist dem Plakat auf den Leim gegangen!). »Ich muß noch sechzehn schwierige Jahre überstehen...«, sagte er mit nur halb überzeugter Stimme und bat um Stärkungs- und Beruhigungsmittel.

Man spricht nicht unbedingt »darüber«, es gibt auch keinen Grund, sich lang und breit darüber auszulassen. Ich kannte sie schon lange, als ich Frau B, 75 Jahre alt, im Bett von Herrn C. vorfand: sie konnte sich nicht vom Fleck rühren mit ihrem Oberschenkelhalsbruch, den sie sich zugezogen hatte, als sie auf dessen vereister Gartentreppe ausgerutscht war. Verlegene Erklärungen, dann ein verständnisvolles Lächeln: keine Probleme. Wir haben nie wieder darüber gesprochen; abgesehen davon ist es ein offenes Geheimnis. Letzten Dezember traf ich Frau B. in Saintry auf der Straße, und sie erzählte mir: »Neujahr fahre ich mit Herrn C. nach Moskau. Ich bin nicht kommunistisch, aber ich liebe die russische Musik.«

Der Besuch bei Herrn A. ließ mich vergnügt die Rue Feray zurückgehen und machte mir Lust, über meine »Patienten« zu sprechen. Viele sind Arbeiter, da ich mich in einem alten Arbeiterviertel niedergelassen habe und meine politischen Überzeugungen auch ziemlich eindeutig in diese Richtung gehen. Aber insgesamt sind die Patienten aus allen sozialen Schichten. Darunter viele alte Leute, weil in diesem Viertel mehrere Generationen zusammenleben; auch viele junge Leute, weil ich als bedeutend weniger repressiv und moralisierend gelte als ihre Eltern; aber auch Eltern, weil ich wie sie bin und dieselben Probleme habe: sei es das Leben zu zweit oder das Verhältnis zu den Kindern...

Alles in allem gibt es nichts Aufsehenerregendes dabei: ich habe die Patienten, die ein Arzt in diesem Viertel eben hat.

Was soziale Schicht, Alter, Geschlecht oder politische Einstellung betrifft, so sind meine »Patienten« äußerst unterschiedlich. Dieser sehr gewöhnliche Umstand ist für mich zu einer prinzipiellen Frage geworden: ich möchte mich nicht in einen Kreis* (freundschaftlicher, beruflicher oder politischer Art) einschließen lassen, der mich von der sozialen Wirklichkeit des Viertels oder der Stadt im umfassenden Sinne trennen könnte. Ich würde sonst in der Praxis all das verneinen, was die Bedeutung der Krankheit und der ärztlichen Rolle für mich ausmacht. Ich halte mich an die Tatsache, daß eine Lebensgemeinschaft mehr oder weniger vorgegeben ist: die des Viertels; und innerhalb dieses Zusammenhangs arbeite und lebe ich. Mein Ziel ist nicht eine zusätzliche Kaste zu gründen, die die Leute einsperrt und am Reden hindert. Mißverstehen wir uns nicht: das bedeutet keineswegs, den offensichtlichen Bezug auf eine Gesellschaft des »Klassenkampfes« auf naive Art und Weise zu verdrängen und die Kämpfe unter den Tisch fallen zu lassen – wie es etwa die Kirche zu tun pflegt (»die ganze Welt ist eitel Lust und Sonnenschein«). Ganz im Gegenteil sind solche Kämpfe in ihren Erscheinungsformen und ihrem gesamten Ablauf so weit zu unterstützen, daß sie noch häufiger werden und nicht durch eine ideologische, quasi religiöse Polarisierung, die nichts mit dem wirklichen Leben der Menschen im Viertel zu tun hat, steril gehalten, gelähmt oder geschwächt werden. Meine Haltung wird von meinem Bemühen bestimmt, folgende Punkte im Auge zu behalten:

1. die allgemeine Durchdringung durch die herrschende Ideologie, unabhängig von den Klassen. Während der letzten zehn Jahre wurde diese Situation noch verschärft durch so wirksame Mittel ideologischer Überwältigung wie Werbung oder Fernsehen, die allen Köpfen die »Wertbegriffe« und »Normen« des sozio-ökonomischen Systems (Arbeit, Sparen, Konsum, z. B.) einhämmern.
2. Die Tatsache – die durchaus mit dem ersten Punkt in engem Zusammenhang steht und zum Teil Ausdruck der Krise unserer Gesellschaft ist –, daß Krankheit jeden befallen kann.

* Ein Kreis? Eher eine Hierarchie, an deren Spitze ganz natürlicherweise ich stehen würde, da ich der Arzt bin.

Nach den Vorfällen, in deren Mittelpunkt das Jugend- und Kulturzentrum von Monconseil stand (vgl. den Artikel »Tolle Einrichtungen gibt's« auf Seite 52), haben sich die Sozialarbeiter mit dem Bürgermeister und seinen Mitarbeitern getroffen: ich war auch dabei in meiner Eigenschaft als Arzt der »Beratungsstelle für Erziehungsfragen«. Der Bürgermeister wollte zuerst von mir einige Erklärungen haben, als ob ich für diese Zwischenfälle verantwortlich gewesen wäre; das war ich jedoch keineswegs, und er mußte das auch zugeben... Diese Angelegenheit konnte offensichtlich nicht von »Leuten mit guter Erziehung und einer repräsentativen Funktion« in Ordnung gebracht werden. Das eigentliche Problem trat in der berechtigten Forderung und Handlungsweise der Jugendlichen von Montconseil zutage, deren »Interpreten« (aber nicht »Repräsentanten«) die Sozialarbeiter waren.

Den sozialen Charakter der Krankheit betonen heißt nicht, sie einfach einer sozialen Schicht zuzurechnen, auch wenn bestimmte »Opfer« für Krankheiten prädestiniert erscheinen. Krankheit befällt Bürger wie Proletarier, Männer und Frauen, jung und alt. Sie ist das Merkmal einer kranken Gesellschaft, in der sich der Klassenkampf zugespitzt und viele Formen angenommen hat – aber die Parole »Kranke aller Länder vereinigt euch!« steht ganz und gar nicht zur Debatte.

Praktisch wäre sie schon, aber doch etwas zu einfach! Von da bis zur Vorstellung eines Kampfes, den die Ärzte anzuführen hätten, ist es nur ein kleiner Schritt – der allerdings in manchen exemplarischen Bereichen schon vollzogen ist... Darüber möchte ich mich hier nicht auslassen, sondern nur nebenbei feststellen, daß die Medizin (prozentual) einer der Berufe ist, der die meisten Politiker (Bürgermeister, Gemeinde- und Stadträte, Abgeordnete usw.*) hervorgebracht hat.

Für mich ist es also sehr wichtig, mit allen Kontakt zu haben. Ich verlange von den Menschen nicht, mit mir einer Meinung zu sein; ich verlange von ihnen nur, mich so zu akzeptieren, wie ich bin. Man lebt nicht ständig auf den Barrikaden. Sicher: Von Zeit zu Zeit bringen uns harte Augenblicke dazu, mit den Gewohnheiten zu brechen, sie lassen unser Bezugssystem durcheinander geraten, zwingen uns Partei zu ergreifen, Farbe zu bekennen. Aber ich werde nicht derjenige sein, der endgültig mit allem bricht: das Spiel entscheidet sich erst am Schluß, und ebenso wahr ist, daß die Krankheit ein Stück Unsicherheit über die Gegenwart wie die Zukunft ausdrückt.

Der Alltag des Viertels hat mir eine Sache klargemacht: die Kennzeichnung als »reaktionär«, »progressiv« oder »revolutionär« ergibt sich nicht durch die Etikette, die man den Leuten verpaßt oder die sie sich selber verpassen. Sie enthüllt sich oft ganz unerwartet im Lauf des täglichen Lebens. Meine Erfahrungen mit dem Flugblatt über die Sexualität haben mir in dieser Beziehung vieles klar gemacht. »Linksradikale« haben mich praktisch aus der »Roten Hilfe« rausgeworfen, militante Kommunisten haben mich mit einer Entrüstung, die der von übelsten Konservativen nicht nachstand, der »Verletzung der guten Sitten« angeklagt. Aber »Linksradikale«, Kommunisten und selbst Leute, die »rechts« wählen, haben mich in der schwierigen Situation damals doch auch wiederum unterstützt. Der Riß geht durch jeden einzelnen hindurch. Die Leute wählen ihren Arzt nicht danach, ob sie mit seiner Lebensauffassung einverstanden sind oder nicht: das ist alles sehr viel komplizierter. In dieser Hinsicht ist die Geschichte der Familie D. sehr aufschlußreich.

* In diesem Zusammenhang wäre es auch eine lustige Abwechslung, von den Sexualforschern, Doktoren der Medizin, Psychologie und Philosophie, zu sprechen, die sich an die Spitze einer Befreiungsbewegung gesetzt haben, die außer dem Namen nichts Befreiendes aufzuweisen hat.

Ich finde die D.s ziemlich unerträglich. Sie ist 30, er 35. Sie haben zwei ungefähr zehnjährige Kinder, die sie auf eine Art und Weise erziehen, die auf mich grotesk faschistisch wirkt: Bürstenhaarschnitt für den Jungen, Kurzhaarschnitt für das Mädchen, sag dem Doktor immer schön Guten Tag, faß das nicht an, halte dich gerade – kaum je etwas Zärtlichkeit, nur Verbote, Strafen, das Einbläuen strikter Normen. Es ist kaum zu fassen! Sie führt seinen Haushalt, mit einer Wohnungseinrichtung weit über ihren Verhältnissen. Er verdient seine Brötchen in der Werbeabteilung einer Luxusrevue. Die Präsenz eines enormen Polizeihunds in der Wohnung setzt dem Ganzen die Krone auf: Repression und Rigidität.
Unsere Begegnungen sind voller Aggressivität, die sich hinter einem kaum noch höflich zu nennenden Lächeln versteckt. Sie gehen mir auf die Nerven, und ich frage mich, warum sie unbedingt zu mir kommen müssen, wenn sie oder die Kinder krank sind. Allergien, Magenschmerzen, Mandelentzündungen, Nasen-Rachen-Kartarrhe kommen in allen Jahreszeiten vor, das kann doch niemand wundern. Es rächt sich eben alles.
Eines Tages bekommt sie eine nervöse Depression; medizinisch präziser gesprochen: sie hat einen »demenzartigen Anfall«; sie glaubt plötzlich, die Leute belauschten sie und stellten ihr nach. Ich gehe am späten Nachmittag zu ihnen und bleibe zwei Stunden. Ich verbringe ziemlich viel Zeit damit, sie von einer Haloperidolspritze zu überzeugen, die sie etwas beruhigen würde. Sie ist schließlich einverstanden, und wir setzen unsere Unterhaltung sehr viel ruhiger fort. Am Ende schlage ich ihr vor, solche Gespräche weiterzuführen, um etwas über die Situation herauszufinden, die diese plötzliche Depression ausgelöst hat. Aber ich empfehle ihr, einen anderen Arzt aufzusuchen, »da unsere Lebensauffassungen zu weit auseinandergehen«. – »Überhaupt nicht«, antworten sie einstimmig, »wir sind genauso wie Sie, wir wollen auch gerne frei sein, nicht arbeiten, mit dem Rad spazierenfahren, entspannt und locker sein...«
Ganz offensichtlich träumen sie: ich bin keineswegs *sooo* frei, ich arbeite, ich habe auch ein Auto, obwohl ich bei schönem Wetter die Besuche gerne mit dem Fahrrad mache, ich bin auch nicht besonders locker... Ich sehe in diesen Fragen vielleicht nur etwas klarer als sie, weil ich bei dem Versuch vorankommen will, reales Leben mit meinen Wünschen so weit wie möglich in Übereinstimmung zu bringen. Ich blieb also Hausarzt der Familie D., deren rigides Verhalten wohl vor allem auf den Versuch zurückzuführen ist, ihre Wünsche so vollständig zu verdrängen. Ihre früheren Krankheiten hätten

mich darauf aufmerksam machen müssen, wie schwach dieses Abwehrsystem ist; es bedurfte erst dieser Depression, damit mir das klar wurde und wir darüber reden konnten. Sie lehnen mich ab und sind gleichzeitig von mir angezogen... und das beruht auf Gegenseitigkeit. So erklärt sich das Fortbestehen unserer Beziehung, trotz aller Unterschiede.

Diese Geschichte hat mich sehr neugierig gemacht, und ihr vor allem ist es zuzuschreiben, daß wir, zusammen mit einigen Freunden, die Idee einer »Kommission der Wünsche« entwickelt und das Plakat »Wir wollen...«* entworfen haben, das folgendermaßen endet:

Wir sind sehr zahlreich, wir sind sehr stark
und wir sind überall
denn wir sind *in* Ihnen
Wir sind all das, was Sie verdrängen
mit immer größerer Mühe
WIR SIND IHRE WÜNSCHE

Der Unterschied zu den andern.
Anders leben?
Kann ich wirklich so ganz anders sein?

Über eine ganze Wand in meinem Wartezimmer hinweg habe ich das Gedicht von Kahlil Gibran geschrieben, das mir ungeheuer wichtig erscheint; *Unsere Kinder sind nicht unsere Kinder*.
Als ich den Originaltext durchlas, bemerkte ich, daß Kahlil »eure Kinder« geschrieben hatte, wogegen ich völlig unabsichtlich »unsere Kinder« auf die Wand geschrieben hatte. Tatsächlich wendet sich dieser Text an mich genauso wie an alle, die in derselben Welt leben wie ich.
So verschieden sind wir gar nicht voneinander. Kann ich wirklich so ganz anders sein?
Jeder von uns hat zwei Persönlichkeiten: eine, die möchte, daß sich etwas ändert und die andere, die Angst davor hat. Eine, die frei sein möchte, und die andere, die Angst vor der Freiheit hat. Es gibt eine alte Weisheit: Jeder ist sein eigener Gegenspieler.** Anders zu leben

* Als sie es abdruckte und entlaufenen Irren zuschrieb, hat sich die Lokalzeitung »Le Républicain« offensichtlich nicht mit der beunruhigenden Frage des Einbrechens des Irrsinns in die Politik, mit den verwirrenden Beziehungen zwischen Politik und Wahnsinn oder auch der undefinierbaren Grenze zwischen dem Normalen und dem Pathologischen auseinandergesetzt.

** Da ich weiß, wie empfindlich manche in diesem Punkt sind, möchte ich darauf hinweisen, daß diese Analyse nicht im Gegensatz zum Ansatz des Klassenkampfes steht: sie bereichert diesen nur und führt ihm gewissermaßen frisches Blut zu.

Eure Kinder sind nicht euer Besitz. Sie sind die Söhne und Töchter der Sehnsucht des Lebens nach sich selbst. Sie kommen durch euch, aber nicht von euch. Ihr könnt ihnen eure Liebe geben, aber nicht eure Gedanken, denn sie haben ihre eigenen Gedanken. Ihr könnt ihren Körpern ein zuhause geben, aber nicht ihren Seelen, denn ihre Seelen wohnen in dem Haus von morgen, das ihr nicht besuchen könnt, nicht einmal in euren Träumen. Wenn ihr wollt, könnt ihr euch bemühen zu werden wie sie, aber ihr dürft sie nicht dahin bringen wollen, zu werden wie ihr, denn das Leben geht nicht rückwärts und hält sich nicht auf beim Gestern.

Chalil Dschibran, 1883-1931

ist ein täglicher Kampf, nicht nur gegen äußere Unterdrückung (wirtschaftlich, politisch, administrativ, kulturell), sondern auch gegen die nach innen gerichtete Unterdrückung, die es mir erlaubt, ohne größere Konflikte Schwierigkeiten zu bewältigen, die im Verlauf meines Lebens regelmäßig auftauchen. Die Hindernisse liegen außerhalb meiner selbst, in der Gesellschaft, in der ich lebe: ich bin ein gesellschaftliches Wesen mit allen damit zusammenhängenden Verpflichtungen. Ich habe eine Wohnung, deren Miete jeden Monat bezahlt werden muß, ein kleines Unternehmen (meine Praxis), wo ich mich für »Dienstleistungen« bezahlen lasse, ein Auto, Kinder, die auf die normalen Schulen gehen, um sich dort den gesellschaftlichen Forderungen beugen zu lernen, denen ich mit mehr oder weniger Mühe selbst beuge. Ich habe Nachbarn, die ich grüßen muß, und Geschäfte, in denen ich mein Geld lasse, ein Postscheckkonto, diverse Beitragsverpflichtungen für diverse Pflichtversicherungen: ich bezahle einen Haufen Dinge, die mir das Recht geben, einer Arbeit nachzugehen, die mir wiederum ermöglicht, das zu arbeiten, was ich eigentlich will ... Gut, jeder kennt das. Ich kann also nicht so ganz anders sein ... ich lebe in einem System administrativer und kultureller Zwänge und Repressionen, aus dem ich nicht allein herauskomme.

Und umgekehrt ... Ich kann nämlich auch mit schwungvollem strategischen Optimismus beim Entwerfen des Plakats »Wir wollen ...« mitmachen; eines Plakats, das entschieden provoziert ist und darauf abzielt, die verblödenden, spalterischen und bewußtlosmachenden Vorstellungen etwas durcheinander zu bringen. Wir existieren, wir können miteinander reden und handeln.

Die Hindernisse sind auch in mir.

Wie alle andern auch, versuche ich mich in dem sozio-kulturellen System, in dem ich lebe, zu behaupten. Dazu habe ich mir eine Reihe gegen mich selbst gerichteter Repressionsmittel geschaffen (oder andere haben sie mir durch Fußtritte in den Hintern bzw. durch gute Worte vermittelt), die mir mehr oder auch weniger bewußt sind; je unbewußter sie sind, desto leichter lassen sie sich natürlich ertragen! Wenn ich diese Mittel nicht hätte, könnte ich es keinen Tag aushalten. Und es geht bis in die kleinsten Details meiner Gesten und Handlungen: Wie alle Welt überquere ich die Straßen an den entsprechend markierten Fußgängerüberwegen, und obwohl ich Linkshänder bin und es mir ziemlich schwerfällt, hat die rechte Hand Priorität, wenn ich hinter dem Steuer sitze. Ich wähle absichtlich lächerliche Beispiele. Banalitäten: diese »Selbstverständlichen Verhaltensweisen« machen uns zu »gesellschaftlichen Wesen«. Tatsache ist jedoch auch, daß die ständige Zunahme dieser »Selbstverständlichen Verhaltensweisen« in allen Bereichen unseres Lebens schließlich unerträglich wird. Das »gesellschaftliche« wird erstickend.

Das drängt mich »anders« zu werden, um mich zu verteidigen, aber ... Ich bin den übrigen ähnlich und unähnlich zugleich. Ich habe Lust, und ich habe keine Lust. Ich halte es nicht aus, und ich halte es aus. Ich bin »Warner« und »Anstifter« in einem. Auch das macht die Krankheit aus: dieser ständige Kampf in uns selbst, der jeden Tag unsere Kräfte untergräbt. Von Zeit zu Zeit ertragen ihn mein Körper und mein Geist nicht mehr aus und stöhnen: ich bin krank.

Anders zu leben ist eine sehr gefährdete, sehr unbeständige und per Definition »anormale« Situation. Im allgemeinen erscheint es leichter, innerhalb der Normen zu leben; man hat weniger Konflikte mit der Umwelt und ist deshalb dem Anschein nach »gesünder«: das macht die Stärke des Konservatismus aus. Selbst wenn wir an dem, was unser Leben ausmacht, heftige Kritik üben, hat uns die Angst vor dem Unbekannten fest im Griff.

Und dennoch ... dennoch läuft es nicht richtig ...

Es gibt nie genug Ärzte, Krankenpfleger, Krankengymnasten, Son-

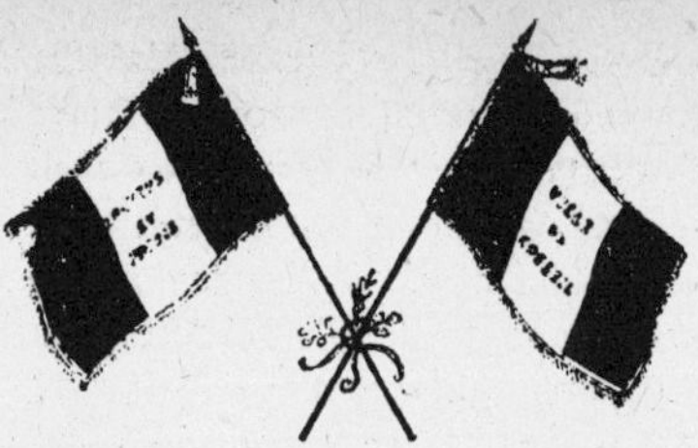

Wir Wollen

einen Spielplatz in der rue de la poterie
WIR WERDEN IHN BAUEN

Einen Zeichensaal im Jugendzentrum für
die Kinder
WIR WERDEN IHN DURCHSETZEN

einen Saal, wo wir Filme nach unserm
Geschmack vorführen
WIR WERDEN IHN BESCHAFFEN

einen Platz auf dem Markt, wo wir
verschenken, was man sonst verkauft
WIR WERDEN UNS EINFACH AUF DEN
BODEN SETZEN

sagen, was man nicht sagt
wir werden uns überall postieren
an den Ausgängen der Schulen, Fabriken,
Büros
UND EUCH ZUSAMMENTROMMELN
DAMIT IHR DIE »WAHREN«
NEUIGKEITEN HÖRT

aus den öffentlichen Anlagen unsere
Anlagen machen
WIR WERDEN BLUMEN NACH
UNSERM GESCHMACK PFLANZEN
UND GEMÜSE ANBAUEN
DIE BÄNKE REGENBOGENFARBEN
STREICHEN
TISCHE AUFSTELLEN
ZUM PICKNICKEN UND MALEN
WIR WERDEN UNSERE ZELTE AUF
DEM RASEN AUFSCHLAGEN
UND HÄNGEMATTEN ZWISCHEN DEN
BÄUMEN AUFHÄNGEN

die Straßen zu unsern Straßen machen
DEN VERKEHR ANHALTEN
UM ZU SPIELEN, ZU TANZEN,
ZU REDEN

den Pavillon der »Allées« für uns alle
haben, denn wir sind alle Musiker
WIR WERDEN IHN BESETZEN

Boote, um die Seine rauf- und runter-
zufahren, wenn die Sonne scheint
WIR WERDEN DAS UNBESIEGBARE
CORBEILLER GESCHWADER
AUFSTELLEN

einen Zug, um übers Land zu fahren
WIR WERDEN DEN SECHSUHR-ZUG
STOPPEN IM BAHNHOF VON
CORBEIL-ESSONNES

ein Flugzeug, das Blumen, Konfetti,
Zeichnungen und Flugblätter auf die Stadt
fallen läßt
WIR WERDEN ES ENTFÜHREN

ein Café, in dem es keine Kellner
und Gäste gibt
WIR WERDEN ES EINRICHTEN

die Verschmutzung unserer Flüsse vor Augen
führen und noch verschlimmern
VON DER CORBEILLER BRÜCKE
WERDEN WIR HUNDERTE VON
PLASTIK—FLASCHEN INS WASSER
WERFEN

Zeit haben
WIR WERDEN SIE HABEN

tausend Sachen machen
WIR WERDEN SIE MACHEN

tausend Dinge sagen
WIR WERDEN SIE SAGEN

sein
WIR WERDEN SEIN

explodieren
WIR WERDEN EXPLODIEREN

durch die Verwirklichung unserer
Wünsche die Macht ergreifen
WIR WERDEN SIE ERGREIFEN

denn wir sind sehr zahlreich, wir sind sehr
stark, wir sind überall
denn wir sind in Euch
wir sind all das, was Ihr mit immer mehr
Mühe zu unterdrücken versucht

WIR SIND EURE WÜNSCHE

»die Kommission der Gemeinde
Corbeil-Essonnes«

derpädagogen, Psychologen, Polizisten, Ambulanzen, um alle Löcher dieser kranken Gesellschaft zu stopfen. Die individuelle Krankheit macht dies Phänomen einer kranken Gesellschaft allmählich den Massen bewußt, die immer noch mit den Füßen im zähen Schlamm der alten, immer wieder fortgeschriebenen geschäftlichen und moralischen Werten steckt. Die Forderung nach Glück setzt die Köpfe und die Körper unter Druck: da und dort explodiert es dann in Form von diversen individuellen Krankheiten. Anomalien, wie man sie diskret unter Spezialisten nennt.
Die Soziale Sicherheit ist fragwürdig geworden, wie sehr man sich auch anstrengt, die Löcher ihrer finanziellen Fehlbeträge zu stopfen. Die bösen Omen werden immer deutlicher sichtbar.

> Frau E., Lehrerin (»Es gibt keine dummen Berufe«, sagt sie gleich zu Beginn!), kommt in meine Sprechstunde mit ihren beiden Kindern, die ein Ekzem haben. Sie ist sehr angespannt und scheint ständig auf der Lauer zu liegen; ich konzentriere mich mehr auf sie als auf den Hautausschlag ihrer Kinder. Das Ausmaß dieses Ausschlags macht mich neugierig, und ich frage sie, ob bei ihr zu Hause alles in Ordnung ist, weil »diese Hautkrankheiten als psychomatische Krankheiten bekannt sind«. Wie der Elefant im Porzellanladen! Sie ist wütend, sie sagt, ich wolle ihr nur die Schuld zuschieben, ihre Lage sei im Augenblick zwar tatsächlich recht schwierig, sie sei aber nicht in meine Sprechstunde gekommen, um zu erfahren, was sie sowieso schon wüßte. »Ich bin gekommen, damit Sie mir eine Salbe für meine Kinder verschreiben, und Sie erzählen mir, daß sie wegen mir krankgeworden sind.« Es fällt mir schwer, mich zu rechtfertigen. Ich vollführe Eiertänze. Sie sagt mir, daß meine Art, alles in Frage zu stellen, sie zur Verzweiflung bringt: »Dann hätten wir gar nichts mehr, woran wir uns festhalten können!«

Sie hat völlig recht, sich zu verteidigen. Ich meinerseits versuche, mich auf der psychologischen Geröllhalde, auf die ich geraten bin, wieder hochzuarbeiten: mein Interesse ist es eben nicht Salben zu verschreiben, um damit die eigentlichen Leiden zu verdecken.
Die Kinder spielten mit dem Schaukelpferd und bemalten die Wände. Wir haben viel geredet an diesem Abend ... begonnen hätte es mit einem Ekzem. Aber war der eigentlich Kranke überhaupt im Raum?
Wenn man – um sich zur Anpassung an die gesellschaftlichen Normen zu zwingen – dem inneren Kampf stets den Vortritt läßt, kommt die Krankheit erst dann zum Vorschein, wenn das Gesellschaftliche unerträglich geworden ist. Und vielleicht läuft dieser Prozeß in um so dramatischeren Formen bei einer Lehrerin ab, die den Auftrag hat, dieses »Gesellschaftliche« zu reproduzieren.

TOLLE EINRICHTUNGEN GIBT'S*

Ein Jugend- und Kulturzentrum mit großartigen Halbreliefs von Fernand Léger im Zentrum der Stadt. Ein Kulturzentrum mit einer Rolltreppe und großen verglasten Fronten sowie einem wundervollen Theater mit blauen, samtbezogenen, bequemen Sitzen.
Es beherbergt ein Konservatorium, Klubs für Photographie und Exkursionen, eine Theatergruppe; all das produziert Kultur, hervorragende Kultur, versteht sich – das Kulturzentrum Pablo Neruda. Schade nur, daß man nie erfahren wird, was Pablo Neruda davon gehalten hätte (eine alte, für uns typische Manie, die Fehler der lebenden Machthaber hinter den Namen von berühmten Toten zu verstecken). Dazu kommt noch der jüngste Zuwachs, das »Kulturzentrum / Konservatorium« von Montconseil.
Tolle Einrichtungen gibt's!
Bleibt allerdings noch zu sagen, daß man sich nicht wohl fühlt in so einem durchstrukturierten, durchorganisierten, funktionalen, von Spezialisten konzipierten Betonbau, in dem die von anderen Spezialisten vorgeplanten Aktivitäten stattfinden: von eigens dazu ausgebildeten und verantwortlichen Sozialarbeitern, die bis über die Ohren in Arbeit stecken und schon deshalb zu bewundern sind. Hier herrscht ein Reich der perfekten »Betreuung«. Man muß reservieren lassen, muß beitreten, muß aktiv sein, muß regelmäßig Karten abholen, muß ein Abonnement nehmen (Abonnements für fünf Vorstellungen), muß sauber und wohlgekleidet sein. Man muß sich in die Norm und den Betonrahmen einfügen.
Voriges Jahr, am Samstag, dem 23. Februar, nachmittags und abends, haben wir ein paar Leute auf die Beine gebracht, die im Jugend- und Kulturzentrum (M.J.C.) über das M.J.C. sprechen wollen. Dabei treffen wir eine Gruppe von Jugendlichen aus Montconseil, die mit derselben Vorstellung gekommen sind. Diskussion, Besetzung des Gebäudes, Musik, Picknick, noch eine Diskussion und Herstellung eines Flugblattes:

22.30 Uhr – in den Räumen des M.J.C. von Corbeil.
Ein Flugblatt, das Ihnen erklären soll, was seit 14.30 Uhr hier abläuft: ungefähr 50 Jugendliche besetzen das M.J.C., um ihre Probleme zu diskutieren.
Man spricht über die Lage:
In Montconseil— NICHTS! Neben dem Bäcker und den Bürgersteigen gibt es noch die Snackbar als Treffpunkt; sie ist zu. Sonst gibt es nichts, wo man sich treffen könnte.

* Aufsatz aus *Tankonalasanté,* Nr. 14, Februar 1975.

ES FEHLT JEDOCH NICHT AN RÄUMEN.

Wir haben das M.J.C. in Montconseil, aber das wurde von der Stadtverwaltung von Corbeil geschlossen, weil die vorgeschlagenen Aktivitäten den Bedürfnissen von einem Großteil der Bewohner des Viertels nicht entsprachen.

Montconseil steht nicht allein mit seinen Problemen: dieselben Probleme werden auch von anderen Vierteln in Corbeil berichtet.

ABER IM ZENTRUM GIBT ES DOCH EIN JUGEND- UND KULTURZENTRUM

Was wird dort geboten?

- Räume, die vom Konservatorium beansprucht werden, eine Institution, die nichts mit dem M.J.C. zu tun hat;
- in den paar freien Räumen Ausstellungen von Gemälden und Skulpturen, die nur eine intellektuelle Minderheit ansprechen;
- Aktivitäten, die eine zu aufwendige Planung erfordern und für das M.J.C. und auch für die Mitglieder (Kinoklub, Variéteabende ...) zu kostspielig sind;
- Türen, die zu oft abgeschlossen sind.

KURZ: »MAN FÜHLT SICH NICHT ZU HAUSE«

WAS WIR WOLLEN:

- einen Ort ohne überflüssigen Luxus, an dem wir uns treffen und wo wir über Probleme, die uns angehen, diskutieren können (Arbeit, Verhütungsmittel, Sexualität, Freizeit ...); einen Ort, wo man sich amüsieren und wohlfühlen kann. Mit
- freien Abenden ohne Programm
- Workshops (Siebdruck, Mechanik, Einmachen ...)
- Anschlagtafeln, auf denen Meinungen frei geäußert werden und sich alle aussprechen können.

DAMIT SICH ETWAS ÄNDERT, KOMMEN SIE ZUR HAUPTVERSAMMLUNG DES JUGENDZENTRUMS, SAMSTAG, DEN 9. MÄRZ 1975, 16 UHR 30 IM M.J.C. VON CORBEIL, AVENUE ARISTIDE-BRIAND.

Der Schauplatz wechselt, in das Viertel von Montconseil, wo das alte M.J.C. abgerissen wird.

Ironie der Geschichte

Viry-Châtillon: am 8. Februar 1974 läßt eine der Zentrumspartei angehörige Stadtverwaltung ihr technisch veraltetes und ideologisch unbequemes Jugendzentrum mit Baggern dem Erdboden gleichmachen. Das veranlaßt die Zeitung »L'Humanité« in ihrer Ausgabe vom 10. Februar zu einer entrüsteten Schlagzeile auf der ersten Seite. Der Kommentar auf Seite 5:

Essonne: 1500 Personen gegen den Abriß des M.J.C.
Am Samstag um 5 Uhr morgens begannen die Bagger auf Anordnung des Bürgermeisters von Viry-Châtillon, Essonne (Zentrum) mit dem Abbruch des Jugend- und Kulturzentrums.
Am Nachmittag hatten sich zu einer Demonstration, an der auch der kommunistische Abgeordnete P. Juquin, die Kreistagsabgeordneten G. Rodriguez und Perrin sowie der Bürgermeister von Grigny teilnahmen, über tausend Personen versammelt.
P. Juquin hat im übrigen folgende Presseerklärung abgegeben: »Herr M. Poniatowski hätte diese Woche die Jugendzentren in die Gebäude aufnehmen können, die die Polizei – und warum nicht auch die Abbruchunternehmer – nicht im selben Maße zu respektieren braucht wie Universitäten und Kirchen.«

Corbeil-Essonnes: am 17. April 1974 läßt die Stadtverwaltung, die sich aus Kommunisten und Sozialisten zusammensetzt, das baufällige M.J.C. von Montconseil, das die Jugendlichen des Viertels besetzt und zu reparieren begonnen hatten, durch Bagger abreißen, Protest – Besetzung des neuen »Kulturzentrums«, das auf dem Gelände des Einkaufszentrums liegt. Eingreifen der Polizei auf Veranlassung der Stadtverwaltung. Räumung durch eine klassische Knüppelaktion. In der Erklärung der Stadtverwaltung kann man lesen:
»Dieses Loch, ein ausgesprochener Unruheherd, dem die Linken jetzt angeblich nachtrauern, ist unbenutzbar geworden, eine Zumutung für jeden Besucher und vor allem auch für die Jugendlichen.«
Viry und Corbeil. Unterschiede im Detail. Ein grundsätzlicher Unterschied: in Viry haben die Abrißarbeiten um 5 Uhr morgens angefangen, in Corbeil um 6.30. Je weiter man nach Norden kommt, desto früher steht man auf. Spaß beiseite! Kann man das alles wirklich nur zu einer Geschichte von »Linksradikalen« abstempeln?
Können wir (ich sage extra *wir*) nicht endlich anfangen, uns ein paar realistische Fragen zu stellen. Fragen, die etwa zielen müßten auf: den riesigen Schiß vor der Jugend, der sich bei solchen Vorfällen zeigt; auf den absoluten Mangel an Vertrauen; auf die Unfähigkeit der Erwachsenen, eine Antwort auf die Bestrebungen, die Wünsche und die Fragen der Jugendlichen zu finden; auf die Entschlossenheit der Erwachsenen, sich selbst nicht in Frage zu stellen, sich keine Gedanken über das Bild zu machen, das die Jugend von ihnen haben könnte; auf den völligen Mangel an wirklichem Kontakt und

an Kommunikation; den Mangel an Einfühlungsvermögen; auf die Tatsache, daß unsere Analysen und unsere Vorstellungen den Werten der Gesellschaft verhaftet sind, in der wir leben; auf die Heidenangst der Politiker vor der Autonomie der Leute, vor ihrer Initiative und Kreativität, d.h. womöglich vor der lebendigen Kultur. Wie lästig, daß man dann auch darüber diskutieren müßte, welchen Inhalt jeder einzelne mit dem Begriff »Kultur« verbindet.
Ein Haufen Fragen also. Wir behaupten nicht, daß sie einfach zu lösen sind: wir sagen nur, daß es wichtig ist, darüber zu reden, ohne sich etwas vorzumachen.
Wie wenn die Jugendlichen von Montconseil keinen Bedarf für ein Konservatorium verspürten, sondern nur ein unbebautes Gelände brauchten, auf dem sie ein paar Hütten aufstellen könnten? Und wie wenn die Menschen in Montconseil einfach ein paar Räume brauchten, ohne unnötigen Luxus und ohne Sozialarbeiter, einen schlichten Treffpunkt, leicht zugänglich und offen für alle, den sie nach ihrem Geschmack einrichten könnten?
Die Diskussion darüber ist noch nicht abgeschlossen ... Sie geht weiter in Les Tarterêts, wo folgendes Flugblatt verteilt wurde:

EINWOHNER VON LES TARTERÊTS

Wir sind Jugendliche. Wir möchten einen Ort, an dem wir uns an freien Tagen treffen können.
Wir wohnen in Les Tarterêts, und mit allen Hochhäusern, die man hochzieht, werden wir immer zahlreicher; trotzdem gibt es für uns NICHTS.
Wir sind auf den Parkplätzen, in den Eingangshallen, im Einkaufszentrum (es ist warm dort), in den Kellerräumen; aber das ist keine ideale Lösung. Abgesehen von der Turnhalle können wir keinen einzigen Raum entdecken, der für die Aktivitäten der Jugend eingerichtet wäre.
WIR WOLLEN EINEN ORT, WO WIR UNS TREFFEN KÖNNEN, wo man
- etwas Praktisches anstellen kann (Kochen, Mechanik, Nähen, Schreinern, Töpfern usw.);
- Tanzabende organisieren kann;
- sich treffen kann, um sich besser kennenzulernen;
- Initiativen ergreifen kann, die das Viertel betreffen (eine Zeitung herausgeben, Ausflüge mit den Kleinen und den Großen organisieren).
Was wir möchten ist ein Haus für alle, wo jeder Mann und jede Frau eine gute Zeit haben kann.

Wir haben schon mit der Mietervereinigung Kontakt aufgenommen. Heute nehmen wir Kontakt auf mit Ihnen.
Unterstützen Sie uns, dieses Anliegen betrifft auch Sie. Da wir keinen Ort haben, wohin wir Sie zu einer Diskussion einladen können, möchten wir anregen, daß Sie das Problem unter sich, den Bewohnern des Viertels, und mit den Jugendlichen besprechen, die Sie kennen.
Wenn Sie Vorschläge haben, treten Sie doch gleich mit uns in Kontakt. Sie treffen uns jeden Abend zwischen 18 und 19 Uhr im Einkaufszentrum von Les Tarterêts.

Die Jugendlichen von Les Tarterêts

In den drei Wohnblöcken von Montconseil, Les Tarterêts und der Rue de la Poterie ist praktisch kein Ort vorgesehen, wo man sich treffen könnte; dort ein Zusammentreffen zu organisieren ist ein unlösbares Problem; der arglose Mieter, der die Initiative dazu aufbringen würde, sähe sich sehr schnell wieder innerhalb seiner vier Wände. Es gibt nicht einmal mehr Eckkneipen. Es stimmt natürlich, daß man sich in einer Kneipe mit Alkohol vollaufen läßt, aber man trifft sich auch und redet miteinander. Jetzt bleibt man zu Hause hocken und besäuft sich alleine in der Sozialwohnung oder im Einfamilienhaus auf Raten vor dem Fernseher.
Die Weinkisten und die Fernseher werden in die Wohnungen hinaufgeschafft, wo die Leute eingehen vor Langweile angesichts der Einsamkeit und der Probleme am Monatsende ... Schuld daran ist natürlich nicht die Gemeinde- oder die Stadtverwaltung, schuld ist vor allem »die Macht des Kapitals«, das die Isolierung und Vereinzelung im eigenen Interesse aufrechterhält und verstärkt. Denn der Einzelne, isoliert in seiner Wohnung, ist einfacher, unauffälliger durch Fernsehen und tausend kleine kulturelle und wirtschaftliche Druckmittel fertigzumachen.
All das ist richtig. Aber man kann sich auch andere Fragen stellen. Zum Beispiel: trifft der pausenlos wiederholte Spruch von den »Gemeinschaftsräumen« wirklich zu? Man fordert sie zwar, aber will man sie auch wirklich haben? Wer nämlich Gemeinschaftsraum sagt, meint Versammlung, Gruppe und damit automatisch »Leiter-Aufpasser-Verantwortlicher«, denn man kann sich (warum wohl?) keinen Ort ohne festes Programm und ohne patentierten Sozialarbeiter vorstellen. Da muß dirigiert, kanalisiert, sterilisiert, zivilisiert werden, sonst ist es gefährlich. Man hat Angst, Angst vor allem vor der Jugend, weil die einem das feige Resignieren der Alten

(zweckmäßigerweise »Verantwortungssinn« genannt) ständig vor Augen hält.
Auf eine Wand meines Wartezimmers haben zwei Jugendliche von der Straße geschrieben:

»Wenn ich eine Blume wäre, wollte ich ein Gänseblümchen sein, damit du mir beim Entblättern zärtliche Dinge sagst.«

Das mag einem vielleicht idiotisch vorkommen, aber ich glaube, auch das ist »Kultur«.
Ein Glück für das System, daß diese Jungen auch alt werden, je schneller desto besser. Deshalb braucht man die Gemeinschaftsräume ohne Sozialarbeiter auch nicht. Man läßt die Jugendlichen zuerst mal auf der Straße. Und je weniger sie sich auf der Straße wohl fühlen, desto sicherer und desto schneller wandern sie in die Kästen, wo ihnen Kultur vorgekaut wird, oder in die Fabrik oder ins Gefängnis.

Zum Abschluß noch eine amüsante Geschichte.
Als die Blöcke des sozialen Wohnungsbaus in der Rue de la Poterie noch nicht ganz fertig waren, wurde auf einem Treffen der ersten Mieter mit dem Bürgermeister und dem Vertreter der für den sozialen Wohnungsbau zuständigen Gesellschaft (das »neue Heim« – welch schönes Programm!), beschlossen, die Hälfte des geplanten Parkplatzes für einen Kinderspielplatz zu verwenden. Das kostete nichts, es sparte sogar noch Kosten. Lächeln, herzliches und kooperatives Händeschütteln. Ergebnis: ein Parkplatz.
Kann man wirklich allein den bösen Kapitalisten, die an der Macht sind, die Schuld zuschieben? Wie es sich gehört, wurden ein paar kleine Mißfallensbekundungen laut (höchstwahrscheinlich von den Linken), kein Aufschrei des Protestes, man findet sich damit ab. Die Kinder spielen auf den Treppenabsätzen (in den Wohnungen machen sie alles dreckig und kaputt) oder auf der Straße und auf ein paar mickrigen Grünstreifen, von denen sie den ganzen Tag der Hauswart vertreibt. Auf dem Parkplatz sind die Autos und Motorräder gut aufgehoben, man kann sie sogar von seinem Fenster aus bewundern: Eigentum, Illusion der Macht, der Traum vom Wegfahren, »Auto–Arbeit–Augenzu«, das wär's dann auch schon. Nichts, kein Protest, stillschweigendes Sichabfinden, das manchmal als etwas beschämend empfunden wird. Man hat sich für das Auto, nicht für die Kinder entschieden – die Betonung liegt auf »man«, das heißt: die Mieter. Sind Stadtverwaltung und Regierung nicht ein Abbild der Mieter, letztlich doch ihre Vertreter?
Man wird mir antworten, daß die Mieter keine eigene (freie)

Entscheidung treffen konnten; ich gebe das zu, aber man dreht sich im Kreis, aus dem ich für meinen Teil auszubrechen versuchen möchte. Bürgerliche Ideologie – herrschende Ideologie: Machtlosigkeit, Schaustellung der Macht, Produktion, Konsum, Unterdrückung. Ein Teufelskreis, der ausweglos zu sein scheint, bei dem die Entscheidung des Volks die Macht und umgekehrt die Macht die Entscheidung des Volks bestimmt und so fort.
Man wird mir antworten: die Krise des kapitalistischen Systems (zyklische Krisen etc.) werde schließlich diesen Teufelskreis durchbrechen. Kopf hoch, guter Freund, die Ideologie leitet sich aus dem sozio-ökonomischen System ab und nicht umgekehrt. Nun gut, aber ich möchte an die Krise der Arbeiterbewegung erinnern, die u. a. durch diese Fragen ausgelöst worden ist.
Nein, wir lassen natürlich nicht außer acht, daß alles auf die Schuld der »Mächtigen« und auf den Mangel an Zuschüssen zurückzuführen ist; aber wir sollten auch nicht vergessen, daß sie diese Macht von uns erhalten haben. Wahlen, nur ein Trick für die Dummen oder nicht – ein Teufelskreis. Darausherauskommen.

Und um endgültig zum Schluß zu kommen, eine kleine soziologische Skizze: Die Kindheit ist ein Entwicklungsstadium vor der Jugend. Die Jugend ist die Zeit der Vorbereitung auf Verantwortlichkeit, Ehe und Arbeit. Für die Mädchen kommt noch ein Haushaltskurs dazu. Für die Jungen der Dienst fürs Vaterland. Man lernt, nicht zu träumen, keine Extratouren zu machen. Gleichschaltung. Für Unproduktive bleibt wenig Platz.
Bei Bedarf kann auch etwas Kultur produziert werden. Stille in den Rängen. Ob man Hand- oder Kopfarbeiter wird, beim Run auf die Hierarchie versucht man den besten Platz zu ergattern. Dann wird man Arbeiter und guter Familienvater (oder Mutter). Das ist es dann schon gewesen. Über die Arbeit redet man am besten nicht, sie ist das Los eines jeden, der sich für die glückliche Zukunft seiner Kinder verantwortlich fühlt. Man braucht das notwendige Geld. Man kann keine Zeit mit philosophischem Geschwätz verplempern. Doktor, bringen Sie mich schnell wieder auf die Beine. Denken Sie an die Zukunft unserer lieben Kleinen. Damit sind wir wieder am Anfang: die Kindheit ist ein Entwicklungsstadium vor der Jugend usw. Und dann wieder von vorne, von vorne, *ad libidinum,* wie man so sagt.

5. *Kranksein – eine Art Sprache*

Frau A., die ich vor fünf Monaten nach einer unerwarteten Fehlgeburt besucht hatte, kommt nach den Ferien in meine Sprechstunde. Sie ist schwanger. Vor einem Monat wurde sie einmal ohnmächtig, das hat sie beunruhigt, daher die Blutuntersuchungen, bei denen Michèle, die mich damals vertrat, lediglich eine leichte Anämie feststellen konnte. Seit einem Monat nimmt sie also ein eisenhaltiges Mittel gegen Blutarmut. Sie will wissen, ob sie es weiternehmen soll. Mir erscheint das nicht unbedingt notwendig. Wir sprechen darüber, wägen das Für und Wider ab, sie fühlt sich erschöpft und leidet unter Übelkeit. Sie lebt hier mit ihrem ersten Kind (drei Jahre) und ihrem Mann, der wie ein Teufel arbeitet und immer erst spät nach Hause kommt. Sie wohnt in einem Einfamilienhaus; isoliert, wie sie lebt, langweilt sie sich in einer – jedenfalls ihrem Geschmack nach – nicht sehr freundlichen Umgebung. Sie zieht sich immer mehr zurück. Schweigen.
Schließlich weiß sie nicht mehr, ob sie dieses Kind haben will oder nicht. Eigentlich nicht. Sie fühlt sich schwach und elend. Anämie des Blutes – oder des Herzens oder der Worte. Ich weiß nicht recht, was ich sagen oder tun soll: wo ist der wahre Krankheitsherd? Das eigentliche Problem ist offensichtlich nicht die Anämie, auch nicht die anderen Beschwerden: das Übel ist anderswo zu suchen, an einer Stelle, an die ich nicht rankomme. Übelkeit, übel-dran-sein.

Herr B. ist ein 51jähriger Gastarbeiter, Vater von fünf Kindern. Er bringt seine Frau mit. Er selbst sagt nichts, sie erklärt alles. Seit acht Jahren leidet er an einem Magengeschwür, wegen eines Zwerchfellbruchs wurde er operiert. Ich hatte ihm schon mehrere Male Medikamente verschrieben. Er wollte wieder die Spritzen haben, die ihm vor sechs Monaten geholfen hatten. Er ist verschlossen, regungslos und stumm. Was steckt hinter dieser zerfurchten Stirn und diesem unruhigen Blick? Ich frage seine Frau: »Er war schon immer so, und jetzt fühlt er sich noch schlechter, weil er nicht mehr arbeiten kann!« Ich sage ihr, was es meinem Gefühl nach ist: das eigentliche Problem ihres Mannes ist nicht das Magengeschwür; es ist etwas anderes, ein anderes »Geschwür«, über

das wir reden müßten (die verschiedenen Untersuchungen, die anschließend durchgeführt wurden, haben das bestätigt). Nicht so einfach, darüber zu reden, vor allem auf Portugiesisch. Und Herr B. kommt, weil er Schmerzen hat, und nicht, weil er »plaudern« will!
Ich verordne ihm die Spritzen, und dabei bleibt es wieder mal: Anämie der Worte.
Das chronische Geschwür des Lebens.

Auch wenn man nur kurz zuhört, nur kurz auf die Symptombildung eingeht und was damit zusammenhängt, merkt man doch sehr schnell, daß man eigentlich über etwas anderes redet. Deshalb fragt man oft, ob der »Kranke« nicht genau dazu in die Sprechstunde kommt – um über etwas anderes zu reden. Aber über dieses »andere« sollte er dort sprechen, wo sich sein Leben abspielt, mit den Menschen in seiner Umgebung; aber aus verschiedenen Gründen kann er das nicht.
Er kann das eigentliche Problem nicht angehen und nicht lösen; der Arzt kann es offensichtlich noch viel weniger, weil er nicht weiß, was sich abspielt. Aber vom Arzt wird erwartet, daß er Erschöpfung, Anämie und Magengeschwüre behandeln kann: also spricht man darüber. Und indem man sich um diese Krankheiten kümmert, spricht man nicht über das andere: das Übel-dran-sein, die Übel des Lebens.
Es gibt wohlgemerkt nicht nur solche Erfahrungen.
An einem Morgen ging ich mit dem kleinen C., fünf Monate, und mit seinen Eltern zu einer kardiologischen Untersuchung ins Krankenhaus. Der kleine C. hat einen Herzfehler: wie seine Mutter, seine Großmutter und andere Familienmitglieder. Bei einem der Brüder seiner Mutter war der Fehler so ausgeprägt gewesen, daß er nicht überlebte, er starb mit eineinhalb Monaten.
Die Eltern waren sehr beunruhigt und baten mich, mit ihnen ins Krankenhaus zu gehen; für mich war es ein beruhigender Gedanke, mit Spezialisten, die mit solchen Fällen vertraut waren, über die Risiken sprechen zu können. Nun gab es folgendes Problem: jede Infektion der Lungen, die Atemstörungen nach sich ziehen können, mußte vermieden werden; ein normales Herz könnte damit belastet werden, aber in diesem Fall wäre die Herz-Lungenmaschine durch die zusätzliche Beanspruchung überlastet worden. Die besondere Schwierigkeit ist dabei: wenn ein Nasen-Rachen-Katarrh auftritt, kann eine Lungeninfektion durch Verabreichung von Antibiotika vermieden werden; man riskiert jedoch, die natürlichen Abwehrkräfte des Säuglings zu mindern, der dadurch geschwächt und schließlich noch anfälliger für Lungeninfektionen wird ... Darüber wollte ich mich mit den Spezialisten unterhalten, das Wissen, die Ängste und die Verantwortung mit ihnen teilen.

Es gibt natürlich auch die Krankheit, die einen plötzlich überfällt und die überhaupt nicht vorauszusehen war. Mein Gott, was habe ich verbrochen, um so etwas zu kriegen? Leukämie, Herzinfarkt, extra-uterine Schwangerschaft, Embolie, Geburtsfehler, etc. Alles Krankheiten, die bestimmte Maßnahmen, technische Kompetenz, »Wissen« erfordern. Schwerwiegende Fälle, die vom Arzt verlangen, daß er sich auskennt und handelt. Ich möchte das von Anfang an klarstellen, damit es zu keinen Mißverständnissen kommt: diese Teilwahrheit kann nicht über die andere Seite hinwegtäuschen (d.h. über das »Problem der Krankheit« im umfassenden Sinne, mit dem der Arzt tagtäglich in seiner Praxis zu tun hat), und sie liegt nicht außerhalb des Problems der Krankheit wie eine Ausnahme, die die Regel bestätigt – sie gehört dazu. Der kleine C., zum Beispiel, gehört zu der Gesamtproblematik dazu, er ist darin eingeschlossen, nur eben mit einer spezifischen Behinderung, einer schweren Mißbildung, mit der er aber trotzdem leben kann. Wie wird dieses Leben aussehen? Er ist da, mit seiner Behinderung (man könnte sagen: mit seiner persönlichen Normalität), mit völlig gleichen Rechten wie alle anderen.

Nach dem Cous-Cous in der Rue de la Poterie mußte ich für mich eine Bilanz ziehen, mich so klar wie möglich darstellen. Auf eine Wand in meinem Wartezimmer habe ich in großen Buchstaben folgenden Text geschrieben:

> In allem, was wir einatmen, essen und trinken, sind Viren und Bakterien, die Grippe, Angina, Tuberkulose und Infektionen der Harnwege verursachen können.
> Trotzdem bekommen wir nicht alle Grippe, Angina, Bronchitis, Tuberkulose oder eine Infektion der Harnwege.
> Ständig gibt es in unserem Körper die verschiedensten funktionellen Störungen.
> Trotzdem werden wir nicht alle zu Gastritikern, Magen- und Darmkranken, Leberkranken, Migräneopfern und Asthmatikern.
> Wir müssen ständig mit Dingen umgehen, die nicht einfach zu handhaben sind oder als »gefährlich« gelten.
> Trotzdem erlebt nicht jeder Arbeits- oder Verkehrsunfälle.
> Wir erfahren jeden Tag auf der Straße, bei der Arbeit oder zu Hause Aggressionen, die von den andern, von Eltern, Freunden oder Fremden ausgehen.
> Trotzdem haben wir nicht alle Nervenzusammenbrüche oder nervöse Depressionen. Warum?
> Man weiß inzwischen, daß Krankheit nicht nur durch bakterielle Infektionen, funktionelle Störungen oder eine Ungeschicklichkeit (Arbeitsunfall) verursacht wird.
> Krankheit ist auch und vor allem eine Reaktion auf Unter-

drückung, Behinderung und Verdrängung in unserer persönlichen Biographie und in unserem Alltagsleben; in Beruf oder Freizeit, in Freundschaften, in Haushalt und Familie, in der Schule, in sexuellen Beziehungen ...

Eine Behandlung ist undenkbar ohne eine umfassende Analyse dieses gesamten Komplexes (mit dem Risiko des Infragestellens, das eine solche Analyse mit sich bringt). Durch eine solche Analyse, die man vielleicht mit einem Arzt, am besten aber mit seinen Nachbarn, seinen Freunden, seiner Frau, seinem Mann, seinen Kindern und mit sich selbst angeht, kann man sich selbst behandeln.

So etwas anzugehen ist ein schwieriges Unternehmen, dem man oft auszuweichen versucht, denn es bringt keine bequeme, beruhigende Lösung, zumindest nicht am Anfang.

Wenn man nämlich alles in Frage stellt, läuft man auch Gefahr, gleichzeitig viele herkömmliche Dinge und Gewohnheiten einbeziehen zu müssen: die Waschmaschine auf Kredit, die Ehe, das Arbeitstempo, die Überstunden, Arbeit = Plackerei, die guten Manieren, das Privateigentum, die Lebensversicherung, Geldbeziehungen, Hierarchien, Autorität, die »gute Position«, »seine Stellung behaupten«, das Fernsehen, die alte männliche Vorherrschaft über die Frau, die Kindererziehung, die besitzergreifende Liebe, eine Sexualität, die so »sauber« wie oberflächlich und arm ist ...

Von dem Augenblick an, da es offensichtlich wird, daß unser Leben uns krank macht (das heißt, daß es unsere Nerven und unsern ganzen Organismus anfällig macht für eine bakterielle Infektion, funktionelle Störungen und verbale oder andere Aggressionen), stehen wir vor dem Problem – einem Problem jenseits von Medizin und Medikamenten –, unser Leben zu ändern.

Unsere Lebensbedingungen zu ändern, aber auch alle moralischen und kulturellen Maßstäbe und die »Werte«, die uns erlauben, sie zu akzeptieren und damit Krankheit in Kauf zu nehmen; alles was uns selbst entfremdet, d.h. was uns hindert, zu uns selbst zu gehören, wir selbst zu sein; alles, was uns auf unsere eigene Rolle festlegt, auf die Rolle, die wir den andern vorspielen und mit der wir uns schließlich selbst identifizieren (die Krankheit entsteht u.a. aus der Unvereinbarkeit dieser Rolle mit dem, was wir eigentlich sind); alles, was uns davon abhält, unsere Wünsche zu verwirklichen, was uns selbst dazu bringt, sie selbst zu verdrängen und zu unterdrücken, damit andere sie nicht unterdrücken können (Polizei, Lehrer, Richter, Priester, Ärzte und andere brutale oder pädagogische Hüter der bestehenden Ordnung; mit mehr oder weniger Überzeugungskraft.

Das Problem der Gesundheit ist das einer umfassenden Therapie: unsere Lebensweise in Frage zu stellen.
Das Problem ist nicht, daß es an Ärzten mangelt,
das Problem ist, daß es zuviele Kranke gibt.

Das springt in die Augen – natürlich nur in solche Augen, die nicht einfach nur sehen, sondern die darüber hinaus entdecken, daß nicht alle »krank« werden; oder genauer: daß keine Krankheit jeden immer und überall erwischt.

Familie, Kindergarten, Schule, für manche noch Kirche und Armee dazu: am Anfang wehrt man sich ein bißchen, und ab und zu hat man auch seine Krise (dafür hat man heutzutage, im Zeitalter der progressiven Pädagogik, durchaus Verständnis – so wie man auch eher mit Zurechtweisungen als mit Strafen arbeitet). Aber in dem Maße, wie sich Verantwortungsgefühl und Realitätssinn herausbilden, läßt man die Krise der Jugend – wie Pubertätspickel – hinter sich.

Hier ein paar Tritte in den Hintern, da etwas Calciumbromat, vielleicht noch ein kleiner Ratschlag vom psycho-pädagogischen Ärztezentrum. Geschafft! Uff! Es hat sich durchgeboxt, das kleine Kerlchen, das ich mal war. Verschiedene Institutionen haben aus uns – um den Preis einiger innerer Verletzungen – »gesunde«, stabile und perfekt konditionierte Menschen gemacht, die flexibel genug sind, alles weitere ohne auffällige Schädigungen hinzunehmen (oder anzunehmen, wie die Psychiater sagen).

In der ärztlichen Praxis kann man jedoch jeden Tag beobachten, wie diese angeblich so stabilen Leute zusammenbrechen. »Wissen Sie, Herr Doktor, es ist wirklich dies das erste Mal, daß ich aussetze!« Die Gesunden, quasi Normalen, zeigen schwache Stellen (schon weil hinter einer Maske der Gesundheit die Jahre ihrer Jugend selten vergangen sind, ohne Schäden hinterlassen zu haben). Die sichersten Dinge werden durch die täglichen Aggressionen des realen Lebens allmählich unterminiert. Reiß dich zusammen, verdammt noch mal! Das System der Fußtritte, die man sich selber in den Hintern gibt, wenn es nicht mehr läuft und man alles stehen und liegen lassen möchte, es funktioniert selten das ganze Leben hindurch.

Ein Leben ist ganz schön lang!

Mit unseren Kopfschmerzen rennen wir mit dem Kopf gegen die Wand des Unmöglichen.

Die vielpropagierten Beschwichtigungen der wissenschaftlichen Medizin können kaum noch andere, realistischere Töne überhören lassen, die von der wachsenden Krankheitsneigung und den immer größer werdenden Übeln des Lebens künden: Das Gesundheitswesen kostet den Staat immer mehr, die Krise der Sozialversicherung verschärft sich laufend, im Gesundheitsbereich fehlt es in bedenklichem

Maß an Personal. Die politische Ökonomie öffnet uns die Augen. Es knirscht im Getriebe.
Die Ärzte und ihre psycho-sonstwas Ersatzleute, die Spezialpädagogen und Sozialarbeiter, die Homöopathen, Akupunkteure und Entspannungstherapeuten* werden bestürmt, die Betreuung von gequälten Körpern und Seelen zu übernehmen: irgendwann wird das Ganze irgendwie zusammenkrachen.
Nimmt man sich die Zeit, die Krankheit in den Lebenszusammenhang des Kranken hineinzustellen, so kommt man meistens ganz schnell auf eine ganz bestimmte Bedeutung: die Krankheit ist eine Sprache des Körpers, sie ist eine Ausdrucksmöglichkeit, durch die der Körper kundtut, was die gesprochene Sprache nicht ausdrücken kann oder nicht auszudrücken wagt.
Wenn meine Lebensbedingungen unerträglich sind, meine Arbeit an der Schule oder in der Fabrik, meine Beziehungen zu meinem Partner, meine Wohnung, die Zersplitterung meiner Aktivitäten etc.; wenn die Analyse der Situation aus materiellen oder emotionellen Gründen keinen Ausweg zuläßt, dann bleibt mir nur noch der Ausweg, anormal, krank zu werden und es andern zu überlassen, eine »Lösung« zu finden. Ich werde überwältigt und erstickt von einer Situation, die ich nicht mehr kontrollieren kann. Ich überlasse mich meiner Krankheit. Da werde ich betreut, gepflegt und wieder eingegliedert. Das ist natürlich nicht ganz so einfach, denn niemand »möchte« wirklich krank sein. Häufig wird dieser Zustand der Krankheit auch mehr oder weniger bewußt wahrgenommen: nimmt man sich etwas Zeit, um darüber zu reden und die Fäden zu entwirren, so stellt sich heraus, daß der Kranke und seine Umgebung sich häufig über die Bedeutung seines Zustandes im klaren sind.
Daraus ergibt sich unmittelbar: jeder etwas überstürzte Versuch eines Außenstehenden (des Arztes z. B.), eine Behandlung einzuleiten, läuft Gefahr, das eigentliche Problem beiseitezulassen, vor das uns die Krankheit stellt. (Zur Entlastung dieses Außenstehenden ist festzuhalten, daß er dabei nur das tut, was von ihm verlangt wird.)
Sieht man einmal davon ab, daß es sich hierbei nicht um einen bewußten Akt handelt, daß also die Krankheit eine »unfreiwillige« Sprache des Körpers ist, dann könnte man sagen, daß sie schon etwas von einer Therapie an sich hat. Die Krankheit ist eine Lösung, aber eine unangenehme und kurzfristig auch eine ziemlich unerträgliche. Um es genauer zu fassen: sie ist eine bestimmte Weise, Fragen zu stellen und eine Lösung zu fordern. Der Arzt als jemand, der von außen kommt und nicht eingeweiht ist, greift ein und verändert das Problem; für dieses veränderte Problem findet er dann eine punktuelle Lösung. Die Anämie von Frau A. wird durch Einnahme von Eisen

* Die nicht offiziell praktizierenden Ärzte ändern grundsätzlich nicht viel an dem hier besprochenen Problem. Sie sind auch nur ein Teil des Versorgungssystems. Sie verhalten sich zur Medizin wie Marihuana zu Alkohol.

behandelt, der Ulcus von Herrn B. durch Magenmittelchen gelindert, gegen die Müdigkeit von Herrn oder Frau X. werden rasch Vitamine verschrieben und eine Krankschreibung veranlaßt. Lauter Lösungen, die »lebensfern«, zufällig, illusorisch und vor allem lediglich kurzfristig sind. Alles »Lösungen«, die verhindern, daß die wirklichen Probleme diskutiert und wieder im Zusammenhang mit dem Leben des Kranken gesehen werden.
Diese wirklichen Probleme werden auch nach der Behandlung in derselben oder in einer anderen Form wieder auftauchen: die Krankheit gibt mit ihrem Verlangen nach Glück nicht so schnell nach und oft erst mit dem Tod.
Wenn die richtige Antwort nicht gefunden wurde (wenn etwa das Symptom nur durch medikamentöse Behandlung zum Verschwinden gebracht wurde), kann der Körper mit einer anderen Krankheit antworten: Körper und Geist können viele Sprachformen entwickeln, um die Ärzte in die Irre zu führen.

Dazu einige Beispiele:

> Herr D., 30 Jahre, kommt eines Tages in meine Sprechstunde, weil er Magenschmerzen hat und ein Magengeschwür befürchtet. Von Anfang an ist klar, daß es sich nur um eine Gastritis handelt (eine einfache Entzündung der inneren Magenwand), aber er ist beunruhigt undd möchte gerne geröntgt werden; die Röntgenaufnahmen bestätigen die Diagnose. Ich verschreibe einfache Medikamente, aber Herr D. ist immer noch entschieden beunruhigt und fragt mich nach der Ursache seiner Krankheit. Wir unterhalten uns. Er erzählt mir, daß er in seiner Fabrik, einem kleinen Betrieb von 40 Metallarbeitern, versucht hat, eine Gewerkschaft aufzuziehen. Er hat sich dabei mit allen angelegt: mit dem Besitzer und mit den Arbeitern. Seine Familie? Er lebt in einem Einfamilienhaus mit seinem zehn Jahre älteren Bruder, seinem Vater und seiner Mutter. Dort ist er immer noch wie ein Kind. Er sammelt Briefmarken, und sein Bruder sammelt etwas Ähnliches. Es gibt Krach, wenn sie zu spät nach Hause kommen. Sie verlassen das Haus nur zur Arbeit, lediglich ab und zu gehen sie auf die Jagd. Sie sprechen praktisch mit niemandem außerhalb des Hauses oder der Fabrik, damit also überhaupt kaum. »Also dann«, sage ich, »hat das Problem der Gastritis womöglich etwas damit zu tun; um Sie erfolgreich behandeln zu können, muß das alles erst geklärt und gelöst werden.« Wir unterhalten uns lange. Vielleicht rede ich zuviel; vielleicht auch deshalb, weil er zum ersten Mal soviel redet.
> Zwei Tage später kommen seine Eltern ganz verzweifelt zu mir: »Er möchte sterben, er heult, er hat sich das Jagdgewehr

an den Kopf gehalten!« Jetzt hat er eine »nervöse Depression«, vom Magen ist nicht mehr die Rede, seine Magenschmerzen sind weg. Und ich bin nicht sehr stolz auf diesen »Heilungserfolg«: er hat nur die Krankheit gewechselt.

Ich kenne auch die umgekehrte Geschichte eines Mannes, der seit vier Jahren in meine Sprechstunde kommt und wo es sehr kritische Situationen gab (Selbstmordversuche, Einweisung ins Krankenhaus, verschiedene Schwierigkeiten mit der Krankenkasse) wegen einer sehr schweren, von Schlaftabletten und Beruhigungsmitteln verursachten Vergiftung. Er nahm den ganzen Tag Schlafmittel und war dadurch ständig benommen. Offensichtlich hatte ich ihm diese Medikamente verschrieben, und ich wurde deshalb auch von seiner Familie und von den Leuten bei der Krankenkasse schief angesehen. Sein Zustand, den er selbst ganz richtig analysierte, hing unmittelbar mit seinen familiären Verhältnissen und einer unbefriedigenden beruflichen Situation zusammen. Eine Reihe von Dingen bewirkte, daß er vollständig von dieser Sucht »geheilt« wurde: vor allem hatte er eine neue Arbeit in einer Druckerei gefunden. Sechs Monate lang sah ich ihn dann nicht mehr, und ich habe ihn sogar schon ein bißchen vermißt. Seit drei Monaten kommt er wieder, mit einer ziemlich ernst zu nehmenden Gastritis ...

Herr E. tauchte kürzlich in meinem Wartezimmer auf, als ich nach meiner Sprechstunde gerade eine Platte anhörte. Der Arzt der Krankenkasse hatte ihm Vorwürfe gemacht, weil er mich nicht regelmäßig aufsuchte. Vor einem Jahr hatte ihn ein Arbeitskollege in einem sehr depressiven Zustand hergebracht. Er schlief nicht, nahm keine Nahrung zu sich, brach wegen nichts und wieder nichts in Tränen aus; er fühlte sich magisch vom Wasser angezogen, flüchtete sich oft ans Seineufer und wollte ins Wasser gehen. Ich habe bei der Krankenkasse eine vollständige Kostenerstattung beantragt, damit er keine Geldprobleme hat, und wir haben uns ein paar Monate lang jede Woche gesehen. Er kam nach seinem Arbeitstag zu mir, und wir sprachen über sein Leben, über meines und das der andern. Manchmal beunruhigten mich seine Selbstmordabsichten, aber ich wußte, daß er Freunde hatte; ich war in dieser Sache nicht mit ihm allein.
Es ging ihm eindeutig besser, als er sich sehr schmerzhafte Ischiasbeschwerden zulegte, und wir beschlossen, mit einer krankengymnastischen Behandlung anzufangen. Das lief auch alles sehr gut, und wir sprachen sehr viel häufiger über seine Wirbelsäule als über die Seineufer. Dann kam er nicht

mehr; es ging ihm gut. Ich hörte von ihm über eine Arbeitskollegin. Er hatte seinen Urlaub gehabt und wieder mit der Arbeit angefangen ... Der Vertrauensarzt bei der Krankenkasse hat ihm für ein weiteres Jahr die völlige Kostenübernahme bewilligt.
Neulich wollte er eine Packung Schlaftabletten von mir haben, für den Fall, daß er nicht einschlafen könnte. Seine Probleme sind nicht aus der Welt geschafft, aber er ist sich darüber im klaren, daß ich sie nicht lösen kann, und im Augenblick wird er allein damit fertig.

Die Ehe von F., Gabelstaplerfahrer bei der Neogravure, ging langsam in die Brüche: wenn sie tagsüber arbeitete, arbeitete er nachts; das hatte zwar den Vorteil, daß die Frage des Kinderhütens gelöst war (!), aber auch den katastrophalen Nachteil, daß die Beziehungen des Paares gleich null waren; man braucht das nicht weiter auszumalen!
Im Anschluß an Gewichtsverlust und »unerklärliche« Ermüdungserscheinungen hatte Herr F. dann hintereinander, innerhalb von drei Monaten, einen Arbeitsunfall, eine Gastritis und eine depressive Phase, die uns schließlich veranlaßte, über die eigentlichen Probleme zu sprechen. Sie ließen sich natürlich nicht nur auf die Wechselschicht zurückführen, die das ganze unerträgliche Leben des Herrn F. nur vollends zum Ausdruck brachte.

So spricht also der Körper auf verschiedenste Art und Weise. Raffiniert, wie er ist, hat er nicht nur ein Argument parat, um seine Schwierigkeiten mit dem Leben auszudrücken.
Und was behandelt man?
Man behandelt nur die körperlichen Symptome eines Einzelnen (der gerade am meisten gefährdet ist). Man behandelt damit nur eine von vielen Erscheinungsformen einer Krankheit, die in Wirklichkeit die Krankheit der sozialen Gruppe ist, in der sich das Individuum bewegt – Familie, Büro, Werkstatt, Wohnviertel ...
In einer Gesellschaft kann sich jeder in dem anderen wiedererkennen – vorausgesetzt, er ist in der Lage, eine echte Kommunikation herzustellen. Deswegen ist Kommunikation für eine etablierte gesellschaftliche Ordnung auch so gefährlich, denn dabei zeigt sich, daß diese Ordnung krank macht. Was macht man in einem solchen Fall bei der Behandlung des Individuums?
Man unterdrückt die Sprache des Körpers, man bringt sie zum Schweigen oder versucht es wenigstens, damit sie keine gefährliche Frage stellt, damit sie nicht durch ihre ständige Anwesenheit die Krankheit (die ganz und gar nicht eingebildet ist) der betreffenden sozialen Gruppe enthüllt. Damit sie nicht die Massen aufwiegelt..., damit alles wie gehabt weitergeht.

Und wenn sich alle gleichzeitig darüber klar werden würden, daß Wechselschichten krank machen? Daß die Monatsraten krank machen?
Und wenn sich das nach Qualität und Intensität ganz unterschiedliche Leiden der Einzelnen (nämlich derer, die in einem gegebenen Augenblick gerade am empfindlichsten reagieren) eines Tages als das enthüllen würde, woran alle kranken? Wenn die Krankheit bestimmter Individuen die Probleme der anderen und deren mehr oder weniger bewußtes Wissen um diese Probleme enthüllen würde?
An diesem Punkt müssen wir uns noch weiter mit dem begrifflichen Grenzbereich beschäftigen, in dem »normal« und »krank« nicht säuberlich zu trennen sind. In diesem Bereich geht es nicht dramatisch zu, ich bin der Herr meines Körpers, oder besser gesagt: ich akzeptiere ihn, ich höre auf ihn und kann ihm antworten; ich bin etwas müde, ich habe z. B. Kopfschmerzen oder Rückenschmerzen: ich mache noch keine große Sache daraus, gehe noch nicht zum Arzt, der mir doch bloß sagt, daß ich abgespannt bin, eine chronische Migräne oder Kreuzschmerzen habe. Wo also noch niemand dazwischentritt, der sich um meinen Fall kümmert und ich ungehindert über die Fragen nachdenken kann, mit denen mich mein Körper konfrontiert. Und vielleicht liegt sogar die Antwort im Bereich meiner eigenen Möglichkeiten.
Ich habe die Krankheit vorsichtshalber eine Sprache genannt, und zwar im Hinblick darauf, daß bei Diskussionen in diesem begrifflichen Grenzbereich die Bezeichnung Revolte unsere Handlungsmöglichkeiten als eher eingeschränkt erscheinen lassen könnte. Nun wird die Tatsache, daß man einen Schnupfen, einen Nesselausschlag oder Rückenschmerzen hat, sicher die Frage aufwerfen, nicht notwendigerweise aber schon bedeuten, daß man sein Leben umkrempeln muß. Ein Aspirin zu schlucken oder ein Schlafmittel zu nehmen, ist kein offen konterrevolutionärer Akt – sonst würde das Leben unerträglich werden: der Mensch ist ein soziales Wesen, und das Leben in der Gesellschaft, gleichgültig in welcher Gesellschaft, bringt für unseren Körper notwendigerweise Einschränkungen und Repressionen oder auch Anpassungsschwierigkeiten mit sich, mit denen man einfach leben muß.*
Was den Ernst der Lage und den Zeitpunkt betrifft, zu dem man sich für krank erklärt, so hat jeder von uns seine eigenen Kriterien, die jeweils abhängig sind von der Angst, der persönlichen Lebensgeschichte, vom Verhältnis, das man zu seinem Körper hat, und von dem Wissen, das man über ihn besitzt.**

* Es ist durch nichts erwiesen, daß das Problem der Krankheit durch einen gesellschaftlichen Wandel gelöst werden kann. Sicher ist nur, daß es auf vernünftige Ausmaße reduziert werden kann.

** Alles, was heutzutage im Zusammenhang mit der Schwangerschaft gesagt und getan wird, zeigt deutlich die Schwierigkeiten, denen wir uns bei der

Sicher ist jedoch, daß man die Hilfe eines anderen, d. h. vor allem des Arztes nur dann sucht, wenn man ins Schwimmen gerät. Erst dann spricht man im allgemeinen von einer »Krankheit«. Auf die Gefahr, manchmal etwas konfus zu erscheinen, möchte ich jedoch auf dem Gedanken bestehen, daß es keine eindeutige Grenze zwischen dem gesunden und dem kranken Zustand gibt. Und genau diese Überzeugung hat angesichts der unglaublichen Übermacht der Körperspezialisten, dieser paradoxen Garanten einer immer krankheitsträchtigen Welt, einen Gegenangriff provoziert (etwa in den Bereichen Sexualität, Abtreibung, Mutterschaft, Kampf gegen Atomkraft, Kinderläden, Alternativschulen, Entwicklung von Umweltbewußtsein auf verschiedenen Gebieten, u. ä.).

Soll man behandeln?
Natürlich, unter dem Vorwand, daß dem Individuum geholfen wird. Und wird diese Hilfe letzten Endes nicht auch vom Individuum verlangt?
Tatsache ist, daß sich einerseits der Arzt anbietet, diese Hilfe zu leisten, und daß andererseits das Individuum durch und für diese »normale« Gesellschaft so konditioniert wurde, daß allein schon die Art seiner Forderung (»Machen Sie mich wieder fit!«) die Falle zuschnappen läßt.
Aber eigentlich geht es darum, dem Individuum zu ermöglichen, sein elendes Leben weiterzuführen, indem man ihm wieder die Normen aufzwingt, die ihm schaden und gegen die sein Körper protestiert. Indem man durch Therapie Krankheiten unterdrückt, die eigentlich ein Aufstöhnen des Körpers sind, kanalisiert und unterdrückt man sein Streben nach Glück. Damit das sozio-kulturelle System nicht gefährdet wird, muß er sich anpassen und überleben; es wird behandelt, bis der Tod eintritt. Ob Herzkranke, Alkoholiker, Hypertoniker, ob Selbstmordkandidaten, Opfer von Arbeitsunfällen oder vorzeitig Verschlissene: die meisten Toten in meinem Viertel sind Tote, die man umgebracht hat.
Man könnte auch sagen »natürlicher Tod«, da man keine andere »Natur« kennt als die Gesellschaft, deren Ideologie, Kultur, Sitten und Gebräuche, Verpflichtungen und Verbote unser Leben bestimmen. »Wissen Sie, es ist das erste Mal seit zehn Jahren, daß ich wegen einer Krankheit aussetze!«
Die Rolle eines Arztes, wie immer er selbst eingestellt sein mag (progressiv oder konservativ, freundlich oder kurz angebunden, kalt oder herzlich) ist bei der ganzen Sache vollkommen zwiespältig. Für ihn gilt eine einzige Entschuldigung: daß er selbst nicht mehr und

Versorgung des Körpers gegenübersehen. Die Frau ist zwar der ärztlichen Gewalt ausgesetzt, vor allem aber jedoch einer Kultur, die den Körper verleugnet und deshalb eine ärztliche Gewalt rechtfertigt, die ihrerseits diese Verleugnung des Körpers verstärkt.

nicht weniger zwiespältig ist als das, was man von ihm verlangt. Ein schwacher Trost! Schließlich soll man »die andern« nicht für dumm verkaufen, die armen Leute, die sich von den bösen Ärzten betrügen lassen!*

Eine Art automatischer Selbstbetrug führt dazu, daß die Menschen lieber mit einer Verschreibung als mit schönen Reden im Ohr aus der Sprechstunde kommen; mit Reden, die sie darüber belehren, daß sie durch die Gesellschaft krank gemacht werden. Im übrigen wissen sie das meist auch selbst, aber »im Moment« gibt es eben keine Lösung. Und wir leben nun einmal »im Moment« und nicht in der abstrakten Zukunft eines noch so verlockenden Morgen. Ihr Körper stöhnt jetzt, und das ist schmerzhaft und unerträglich. Was bringen also die großartigen Ideen: sie verlangen vom Arzt, daß er diesen Schmerz behandelt, zum Schweigen bringt, erstickt. Das ist sein Job, wenn er ihn nicht erfüllt, kann er ein Freund sein, ein Philosoph, ein Sozialarbeiter, was immer, nur kein Arzt.

Unter dem Druck seiner Wechselschichten, die ihn seine Frau nicht mehr sehen lassen, unter dem Druck der Miete, der Ausgaben für Lebensmittel, einiger fälliger Kredite, zweier Kinder, würde Herr F. zwar auch gerne diskutieren. Aber er wartet nicht darauf, daß ich ihm die Notwendigkeit einer Revolution verkünde, das weiß er schon lange. Er erwartet, daß ich ihm zunächst mal die Gegenwart erträglich mache, daß ich ihm Medikamente für seinen Magen gebe und Beruhigungsmittel für seine Nerven. Zum Glück bekommt er seinen Fortbildungskurs für einen Beruf bezahlt, der ihn interessiert, und wir sprechen im Augenblick nicht mehr von seiner nervösen Depression oder seinen Magenschmerzen ... Über andere Sachen läßt sich ruhiger reden. Und nebenbei: man ist so wahnsinnig schlau, wenn man selbst nicht krank ist!

Schadet die Medizin?

Manchmal kann man das schon sagen: Ivan Illich und die vom Arzt ausgelösten Krankheiten, Professor Sournia und die Kranken, die man produziert; all das kommt auf diesem Umweg in die Debatte über »die Gesundheit, die uns so teuer zu stehen kommt«. Im großen und ganzen ist es jedoch nicht die Medizin, die die Leute krank macht, sondern das Leben, das sie führen: man sollte nicht den Baum betrachten, ohne einen Blick auf den Wald geworfen zu haben. Eine Analyse, die das soziale System einbezieht, wird einwandfrei erweisen, daß die Medizin trotz aller Mängel Schmerzen lindert und positiv auf die Forderungen reagiert, die man an sie stellt. Sie hilft den Menschen, zu leben. Die Frage ist nur: was für ein Leben, und welche heimliche Rolle spielt dabei die Medizin?

Nur wenn man das sozio-kulturelle System als Ganzes betrachtet,

* Ein anderes Problem von moralisch-philosophisch-historischem Interesse: ist dem Angebot, zu helfen, eine Nachfrage vorausgegangen?

kann man erkennen, daß die Medizin eines der Elemente ist, die es ständig weiter am Leben halten. Ihre Aufgabe ist es tatsächlich, immer wieder einzelne kleine Brandherde zu löschen, damit sich diese nie zum Flächenbrand »sozialer Mißstände« ausweiten. Um das zu leisten, nutzt die Medizin den individuellen und einzelkämpferischen Aspekt der Krankheit aus (es gibt einzelne Krankheiten, und es ist absolut nicht üblich, von *der* Krankheit zu sprechen). In ihrer Praxis profitiert sie auch von dem »natürlichen« Aktionsmuster, das dieser Situation entspricht und das durch das Kassensystem festgeschrieben ist: von der Zweierbeziehung zwischen Arzt und Patient an einem abgeschlossenen und geheimen Ort. Die Rolle des Arztes ist dabei eindeutig die, zu entsozialisieren.

In dieser Beziehung ist die Medizin schädlich: sie läßt es zu, daß die Menschen ein mieses Leben führen und daß die wirklichen Probleme, die in den miesen Lebensbedingungen stecken, unter der Decke bleiben.

Aber vielleicht löst die Medizin unbewußt gerade deshalb, weil sie immer nur eindämmt, einmal die riesige Überschwemmungskatastrophe aus? Indem sie uns dazu zwingt, das Unerträgliche zu ertragen, indem sie Dämme gegen das Unerträgliche errichtet und jede Revolte des Körpers und des Geistes im Keim erstickt, riskiert sie dadurch nicht, den Bogen zu überspannen, ein kollektives Erwachen zu provozieren?

Die Kämpfe um die Frage der Schwangerschaftsunterbrechung beweisen zum Beispiel, daß die Medizin ihren individuellen und geheimen Charakter verliert und sich – wie die gesellschaftliche Moral, die sie verteidigt – als überholt herausstellen kann ... und daß sich dabei womöglich auch die sozialen »Gesetzmäßigkeiten« verändern.

Erholsames Zwischenspiel. Im Bistro Aufgeschnapptes:

– Uff! wieder ein Tag vorbei! Ich gehe in die Pilze; es ist etwas trocken, und viel wird man nicht finden. Aber ich will vor allem an die frische Luft.

– Kann ich verstehen bei dem Dreck, den man in der Werkstatt schluckt.

– Ich will aber trotzdem nicht spät zu Bett, muß morgen früh wieder auf den Gabelstapler.

– Der Chef hat ein neues Lösungsmittel angebracht, und der arme Marcel hat sich völlig verbrannt. Ich weiß auch nicht, innerhalb einer halben Stunde hatte er lauter Blasen.

– Bald gibt's Urlaub! Aber ich weiß nicht, ob man bei den Entlassungen in Urlaub fahren kann.

– Bei der Neogravure geht das schon seit Jahren so, ja diese Unsicherheit. Wer frißt uns und wann?

– Da kriegen die Ärzte was zu tun, bei all den Sachen, stimmt's?

Die »naturwissenschaftliche« Medizin wurde durch das Auftauchen und die seit ungefähr zwanzig Jahren zu verzeichnende Entwicklung der Psychosomatik ernsthaft in Frage gestellt.

Die Psychosomatik geht auf die Entdeckung zurück, daß zwischen dem physiologisch-chemischen Organismus (soma) und der psychischen Konstitution bei jedem Individuum ein Zusammenhang besteht. Ich habe was an der Leber, weil ich mir zuviel Sorgen mache, und ich mache mir Sorgen, weil ich was an der Leber habe. Die Krankheit ist weder ausschließlich somatisch noch ausschließlich psychisch, sie ist beides zugleich, entweder mit vorwiegend somatischen Symptomen (Asthma, Magengeschwüre, Angina, Frauenleiden) oder mit vorwiegend psychischen Symptomen (Depression, Unruhe), je nachdem wie die einzelnen Individuen und ihre augenblicklichen Lebensumstände beschaffen sind.

Eine konsequente Fortführung des psychosomatischen Ansatzes führt nicht nur zum Miteinbeziehen des ganzen Körpers (Körper und Geist) mit all seinen inneren Zusammenhängen, sondern auch des Sozialkörpers (Körper, Geist und soziales Milieu). Auch wenn es im psychischen Bereich keine Kontinuität gibt, auch wenn die Zusammenhänge unterschiedlicher Art sind – der Magen hängt sowohl mit dem Ort, an dem man lebt, oder mit dem Verhältnis zum Arzt zusammen als auch mit dem Gehirn oder dem übrigen Verdauungstrakt – jede Einsicht, die nicht von einer ganzheitlichen Sicht herrührt, ist nur eine Teilwahrheit, nicht *die* Wahrheit. Die soziale Dimension der Krankheit zu betonen heißt nicht, ein somatisches Konzept durch ein soziologisches zu ersetzen: es dreht sich nur darum, beide Bereiche nicht zu trennen. Das Individuum jenseits und außerhalb seiner gesellschaftlichen Realität betrachten, heißt den Menchen auf zerstückelte Weise betrachten. Damit ist man auf dem besten Wege, die Realität zu verfehlen. Ein Stück Mensch, das gibt es nicht.

Für mich als Arzt ist jede Sprechstunde wie ein Theaterstück, und ich bin einer der Akteure. Auf der Bühne gibt es andere Personen unterschiedlichster Funktion, die jedoch nicht auftreten (Mann oder Frau, Kinder, Angehörige, Freunde, Feinde, Außenstehende) und andere Schauplätze (Werkstatt, Wohnung, Straße, Café, Schule, Bus), wie auch die ganze Geschichte des »Kranken« und der Gesellschaft um ihn herum. Es ist ganz klar, daß mir viele dieser Elemente fehlen, was meine Aufgabe nicht erleichtert. Einige freilich sind allen Bewohnern des Viertels gemeinsam, und das ist für mich ausschlaggebend, mich nicht auf meine Praxis und diese Beziehung zu zweit (Arzt-Patient) zurückzuziehen.

Das ist jedoch mein Problem. Das des Kranken ist ein ganz anderes: er kommt mit seiner Krankheit und seiner Unruhe, und er will von mir nicht hören, daß die Lösung auf der Straße zu suchen ist. Ich möchte nicht die Rolle eines Schwimmlehrers spielen, der einem Er-

trinkenden zuruft: »Mach dir nichts draus, mein Lieber, ich kann auch nicht schwimmen!« Ihm tut der Magen weh, er leidet, nicht die andern, zumindest weiß er davon nichts. Und wenn schon, dann haben die andern nicht dieselbe »Krankheit«.
Eine weitere Falle: die Vielfalt der Einzelfälle, die Vielfalt der Krankheiten.
Der Körper antwortet auf völlig gleichartige Aggressionen nicht mit dem gleichen Gebrechen. Für eine superwissenschaftliche, avantgardistische Medizin wäre es im Zeitalter der Informatik natürlich praktisch, zu sagen: »Soundsoviel an Zerstörung des biologischen Gleichgewichts + soundsoviel ungesunde Wohnverhältnisse + soundsoviele unerwünschte Kinder + soundsoviel Luftverschmutzung = Magengeschwüre.« Aber das ist nicht die Sprache der Körper.
Zuerst einmal sind wir nicht alle von Geburt an gesundheitlich vollkommen: obwohl so schwere Geburtsfehler wie der des kleinen C. selten vorkommen, haben wir doch alle irgendwo eine schwache Stelle. Im Verlauf unseres Lebens kommen dann noch weitere hinzu. Wenn es uns nicht gut geht, schlägt sich das an diesen »schwachen Stellen« nieder, egal was die unmittelbare Ursache sein mag: Probleme mit der Leber, Nervenzusammenbrüche, Kreuzschmerzem, Blasenleiden, Angina usw.
Außerdem entsteht eine Krankheit gewöhnlich aus dem Zusammentreffen unterschiedlich starker und unterschiedlich ausgeprägter Aggressionen, was ihre Ausdrucksmöglichkeiten noch vervielfacht. Diese in der Realität sehr unterschiedlichen Gesichter, die »die Krankheit« annehmen kann, machen es offensichtlich schwierig, die Ursachen für krankmachende Situationen auf einen allgemeinen Nenner zu bringen. Zusätzlich erschwert wird dies durch die oben beschriebene Methode der ärztlichen Versorgung (die Beziehung zwischen Arzt und Patient), welche die Tendenz zur Isolierung und Individualisierung der Probleme noch fördert.

Fassen wir abschließend noch einmal zusammen: Um die volle Realität der behandelten Patienten zu übersehen, muß man erst einmal alle krankmachenden Elemente ihrer sozialen Umgebung ins Auge fassen. Auch wenn dadurch die Bedeutung, die der gelehrten Aufzählung der vielen Gesichter von Krankheit zukommt, etwas relativiert wird, sollte man darüber nicht die technischen und wissenschaftlichen Errungenschaften der Medizin leugnen oder die umfangreichen Forschungen geringschätzen, die auf diesem Gebiet noch notwendig sind.
Man darf sich nur nicht täuschen lassen.
Technik und Wissenschaft sind oft nur Abwehrmaßnahmen und beziehen sich im übrigen – und gerade deshalb – nur auf einen kleinen Teil des gesamten Problemkreises der Krankheit.

Man fragt sich vielleicht, warum für sie dann so intensiv die Werbetrommel gerührt wird. Der Grund ist einfach: um den Glauben an die Medizin zu stärken.
Sand in die Augen
– der zum einen der Medizin magische Kraft verleiht – eine Kraft, die sie nicht hat: die Kraft zu heilen;
– der zum zweiten diejenigen, die die Medizin in Anspruch nehmen, daran hindert, ihre eigene Kraft zu erfahren und einzusetzen.
Die Medizin ist machtlos, und sie weiß es; sie will aber nicht, daß die andern es erfahren. Diejenigen, die sie in Anspruch nehmen, haben Macht; sie wissen es jedoch nicht, oder genauer: sie wollen es nicht wissen. Und so läuft das System eben weiter ...
Zwischen Ärzten und Patienten
besteht häufig ein stillschweigendes Einverständnis
so was wie ein sich Fügen
so ein »das finde ich auch«, an das man anknüpfen müßte.
Ein seltsames Spiel.
Doch es ist gar nicht so einfach, den Störenfried zu spielen
– nicht einmal, wenn es ein trauriges Fest ist.

1974 haben wir während eines Generalstreiks folgendes Flugblatt an die Streikposten der Neogravure verteilt:

WIR HABEN ES SATT, LEUTE ZU BEHANDELN,
DIE DURCH IHR EIGENES LEBEN KAPUTT-
GEMACHT WERDEN.

Wir haben es satt, nervöse Depressionen, Erschöpfungszustände, Arbeitsunfälle, Magenschmerzen, Bandscheibenschäden u.s.w. zu behandeln,

WÄHREND SICH DIE ARBEITS- UND LEBENSBEDINGUNGEN, DURCH DIE SIE VERURSACHT WERDEN, NUR NOCH VERSCHLECHTERN.

Wir haben es satt, immer nur ertragen zu helfen.

WIR SCHLIESSEN UNS
DEM GENERALSTREIK AN.

DIE UNTERZEICHNETEN ÄRZTE
Any Simon, Françoise Ourliac, Francis Hotrique,
J.-Pierre Janin, Jean Carpentier, Jacques Bonin

(NOTFÄLLE WERDEN VERSORGT)

Die Reaktion darauf war gar nicht so gut ...
Noch eine Geschichte, um dieses Kapitel abzuschließen.
Eines Abends war ich in einer Kneipe des Viertels, um der Besitzerin eine Spritze zu geben. Sie war jedoch gerade unterwegs zu einem Besuch im Krankenhaus. In der Kneipe waren ungefähr zehn Leute versammelt, die sich alle vollaufen ließen. Ich kannte sie alle, wir tranken zusammen und erzählten uns Geschichten. Ich fühlte mich wohl. Die Besitzerin kam zurück, ich gab ihr die Spritze und fuhr nach Hause. Im Auto fing ich plötzlich an zu lachen: ich war wirklich ein komischer Arzt! Da waren also zehn meiner Patienten und Patientinnen in dieser nach Friedhof muffelnden Kneipe, und ohne mit der Wimper zu zucken, hatte ich sie ihrem Suff überlassen, an dem sie alle noch krepieren würden. Nicht nur das – ich hatte auch noch angefangen mitzutrinken, und ich fühlte mich wohl dabei.
Ich fühlte mich wohl, und ich sehe auch nicht ein, warum ich etwas hätte sagen sollen: vielleicht war ich an diesem Abend auch einer von ihnen. Und was hätte ich schließlich sagen können? Bildet euch weiter, nehmt ein Abonnement beim Kulturzentrum, beantragt eine Lesekarte für eine Bibliothek, wählt kommunistisch oder macht Revolution ... alles völlig unangemessene Sachen; Sachen, die für sie sinnlos und indiskutabel waren.
Sicher konnte man in dieser Kneipe den Tod und das allgemeine Elend riechen, und das Leben klang vielleicht falsch und etwas traurig. Aber meine eigene Angst vor dem Tod, und mein eigenes Elend, und mein eigenes, etwas trauriges Lachen paßten in den Rahmen.
Ich hätte nichts sagen können, was nicht lächerlich geklungen hätte angesichts der Hoffnungslosigkeit, die in den Ecken hockte, über die man sprach und der man mit Alkohol und flotten Sprüchen zu Leibe rückte; nichts, was all dem entsprochen hätte, nichts, was praktische Möglichkeiten für ein anderes Leben eröffnet hätte. Ich war wie sie, wenn auch nicht unbedingt aus den gleichen Gründen. Vielleicht war es dieses Gefühl der Unfähigkeit, außer Trinken nichts tun zu können, vielleicht waren es auch andere Dinge, die an diesem Abend in meinem Leben eine Rolle spielten ... Wie auch immer – die Hilfe, die die Medizin anzubieten hat – Esperal, Equanil, Ekel erregende Entziehungskuren, Psychotherapie (?) – sie steht in keinem Verhältnis zu den Nöten, die sich hinter dem Alkohol verbergen. Und die Alkoholiker sind sich dessen bewußt, auch wenn sie von Zeit zu Zeit in die Sprechstunde kommen, um sich den Blutdruck messen und die Leber untersuchen zu lassen, um Rezepte für Medikamente abzuholen; oder auch, wenn sie nur kommen, um zu reden oder sich, wenn ihnen die Angst zu dicht im Nacken sitzt, zu einer Entziehungskur ins Krankenhaus einweisen zu lassen.
Wir kennen alle unsere Hilflosigkeit und können gemeinsam darüber lachen und einen darauf trinken. Zwischen Arzt und Kunde gibt es eine Art Verschwörung, eine schweigende Übereinkunft, über

die man nicht unbedingt spricht; vielleicht würde der Schaden dadurch nur noch größer ... und dann? Um wirklich davon loszukommen, müßte schon ein anderer Wind wehen, der Wind der kulturellen und gesellschaftlichen Revolution; davon sind wir jedoch weit entfernt. Und unser Leben spielt sich jetzt und heute ab: auch wenn uns manche versprechen, daß wir morgen umsonst rasiert werden (dieses republikanische Lied ist dem Volk besser im Gedächtnis geblieben, als die Analysen des »wissenschaftlichen« Sozialismus), so ändert das nichts grundsätzlich an unserer Gegenwart. Krempeln wir die Ärmel hoch und schnallen wir den Gürtel enger: so war es gestern, und so wird es auch morgen sein. Auch wenn es am Abend schwierig wird für den oder die, die nichts zu erwarten haben.
Die »medizinische Wissenschaft« kann darüber nicht hinwegtäuschen.
Als vorläufige Schlußfolgerung habe ich auf eine Wand meines Wartezimmers folgenden Aufruf geschrieben:

> Die Krankheit zeigt uns das wachsende Mißverhältnis an zwischen den Forderungen, die unser physischer und psychischer Organismus an uns stellt, und der Wirklichkeit jener gesellschaftlichen Zwänge, deren OBJEKT er ist.
> Die Krankheit ist ein Stöhnen unseres Körpers und unseres Geistes über die unerträgliche Lage, in die wir sie gebracht haben. Dieses Stöhnen ist häufig völlig folgenlos, denn es kann seine eigene Widersprüchlichkeit nicht auflösen: wir machen unser Leben selbst und sind doch gleichzeitig seine Opfer.
> Wir werden Probleme der Krankheit nur angehen oder hinter uns lassen, wenn es uns gelingt, dieses Stöhnen in einen SCHREI, das fordernde Klagen in einen positiven und wirkungsvollen AKT zu verwandeln, durch den die krankmachende Welt verändert wird.
> Klar ist, daß diese Veränderung nicht an dem abgeschlossenen und vertraulichen Ort einer medizinischen Praxis stattfinden kann, selbst wenn diese Praxis »sympathisch« ist.
> Sie kann sich konkret nur dort vollziehen, wo die Krankheit ihre Wurzeln hat: in Schule und Familie, in der Fabrik, im Büro und auf der Straße.

6. Medizinische Praxis – die behandelnde Institution

Über eine Falle, in der die Klagen unseres Körpers und Geistes zunichte werden, und einige Argumente für eine Gegenoffensive.

*Die Arzt-Patient-Beziehung – eine Sackgasse**

Man ist sich heute allgemein darüber einig, daß die Beziehungen zwischen den Leuten ärmer werden. Guten Tag, wie geht's, ist schönes Wetter heute; man redet über Sport, das Abschneiden des Renault 12, das Fernsehprogramm ... manchmal auch über die Andern. Aber die Andern sind immer nur Arschlöcher, und es gibt nicht den geringsten Grund, irgend etwas für sie zu tun oder irgend etwas von ihnen zu erwarten. Man sagt es sich immer wieder, ist davon überzeugt und rechtfertigt damit seine Isolierung: man sitzt in der Falle. In einer Zeit, in der die Menschen eigentlich nur noch über die sie manipulierenden Medien des Fernsehens oder der »Informationspresse« kommunizieren, macht die Arzt-Patient-Beziehung keine Ausnahme. Wie eine Prostituierte hilft der Arzt gegen Bezahlung auf Kosten der Familie und der Gesellschaft: Eine Edelnutte, eher ein call-girl; aber von anerkannt öffentlichem Nutzen und von der Krankenkasse für seine Leistungen bezahlt. Der Arzt verstößt auch nicht gegen die guten Sitten, und wenn er einen Körper behandelt – sein eigener besteht selbstredend nur aus Geist und Wissenschaft –, dann ist er nicht betroffen.

In der Medizin gehört es heute zum guten Ton, »das Verhältnis« herauszustellen – die Situation zu zweit natürlich: man studiert sie, geht in die Details, lernt die Geheimnisse »einfühlsamer Neutralität« kennen.

In dieser »Beziehung« springt nun die Psychologie der ohnmächtigen Wissenschaft in ihrer Schauspielerei bei; zuerst einmal, indem sie

* Während des Jahres 1973, als mir die Ärztekammer auf Antrag der Eltern von Schülern verboten hatte, meine Praxis auszuüben, schlugen mir Freunde vor, an der Universität von Vincennes eine »Unterrichtseinheit« in Psychologie über das Thema »Arzt-Patient-Beziehung« zu halten. In dieser Zeit entstand der in der Zeitschrift *Tankonalasanté* veröffentlichte Text, den ich hier, bevor ich über das Krankenhaus und die behandelnde Institution im allgemeinen spreche, mit kleinen Änderungen wiedergebe.
Eine Auswahl von Artikeln aus *Tankonalasanté* erschien in einem Sammelband der Petite Collection Maspero: *Tankonalasanté*, Maspero, Paris 1975.

die Rollen verteilt. Auf der einen Seite ein kranker Hilfesuchender, nackt, infantilisiert, ohne eigenen Willen. Auf der anderen ein gesunder, gelehrter, aseptischer, wohlwollender Hilfeleistender, dessen Autorität als solche schon unbestreitbar ist. Von dem Mobiliar und der übrigen Einrichtung, die diese Autorität noch verstärken, sehen wir erst einmal ab. Das Schauspiel Arzt-Kranker wurde durch Jahrhunderte hindurch perfektioniert: man nennt es das »Einzelgespräch«. Arzt und Kranker sind für immer allein; ihre Einsamkeit zu zweit garantiert die »ärztliche Schweigepflicht«, eine der goldenen Regeln des Berufs, die zugleich noch ganz andere Dinge garantiert. Für das »Einzelgespräch« lassen sich von einem technisch-wissenschaftlichen Standpunkt aus exakte Rechtfertigungsgründe finden. Man hat zwar das Gefühl, daß manche Dinge nicht recht laufen, daß die Räder blockiert sind; dann kippt man Öl drauf, und damit hat sich's. Man hat sich so an das Spiel gewöhnt, daß man sich kein anderes mehr vorstellen kann. In den »avantgardistischen« Bereichen der Medizin lassen sich Veränderungen, »Verbesserungen« feststellen; modernes Theater löst das klassische ab, aber es bleibt Theater. Versuchen wir das Stück etwas genauer zu analysieren.
Die Beziehung ist ein gefährliches Spiel. In jeder Beziehung besteht die Gefahr, daß das Gleichgewicht gestört wird. Ein Gespräch mit jemand anderen kann jederzeit einen schwachen Punkt, einen Fehler, eine Lücke aufdecken bzw. ein Gleichgewicht stören (dieses Gleichgewicht kann im Bereich der »Krankheit« so gut wie im Bereich der »guten Gesundheit« liegen). Man könnte auch sagen, daß es innerhalb der Gleichgewichtsverhältnisse Ungleichgewichte erkennen läßt und damit die Balance ernsthaft gefährdet.
Jeder kann dafür eigene Beispiele finden, das Verhältnis Arzt-Patient ist da nur eines unter vielen. Heutzutage nehmen ganz allgemein die störenden Elemente in jedem einzelnen und in der Gesellschaft zu. Das ist einer der Gründe, weshalb die Beziehungen zwischen den Menschen immer ärmer und seltener werden. Eine Beziehung läßt viele allgemeine und persönliche Konfliktsituationen erwarten, vor ihnen hat man Angst und schließt sich ein (man kann sich auch einschließen lassen). Das erklärt auch, warum es so wichtig geworden ist, ein Corps von Beziehungsspezialisten aufzustellen.
»Im Interesse der Gesundheit sind Versammlungen von mehr als zwei Personen verboten« – meines Wissens wird in den modernen Wohnbauten nicht gerade viel Wert auf Gemeinschaftsräume gelegt. Und wenn wirklich welche da sind, werden sie in der Regel durch eine beflissene und (vor allem auf Beziehungen) spezialisierte Verwaltung geleitet. Zurück zum Arzt: man kann sich bei ihm treffen. Aber in seinem eigenen wie im Interesse der Allgemeinheit muß man ihn gegen die Gefahr des Infragegestelltwerdens (durch sich selbst und durch andere) wappnen und schützen. Denn der Arzt ist auf seinem Gebiet ein systemloyaler Experte; die Gefahr, die er darstellt, hängt

von seiner Wichtigkeit für die jeweilige Gesellschaft ab. In seinen Unterlagen ist jede Menge explosiver gesellschaftlicher) Geheimnisse enthalten.
Es ist doch ganz verständlich, wenn die Mediziner lernen, daß die Beziehung zu ihrem Patienten zurückhaltend und vorsichtig behandelt werden muß und daß ein Wort und eine Handlung nur zu leicht als »aus dem Rahmen fallend« empfunden werden können. Verständlich auch, daß der Mediziner »gewappnet«, mit einer »Abwehrhaltung« ausgestattet sein muß, die sich erst herausbildet durch ein langes »wissenschaftliches« Studium, durch die Erfahrungen von Kälte, von Isoliertheit und Anonymität in den Krankenhäusern, durch seine gutbürgerliche Position, durch die Neutralität und die dementsprechende apolitische Haltung, und durch die Geldbeziehung ... alles Dinge, die für die Existenzangst des Mediziners entschädigen sollen.
Unter dem psychologisch verständlichen Vorwand, emotionale Abhängigkeiten in einer Beziehung verhindern zu wollen, geht man dem Risiko einer gesellschaftlichen Infragestellung aus dem Wege, indem man die geschilderten Abhängigkeiten durch das ganze Ritual um sie herum verschleiert, das die »Abwehrhaltung« des Arztes noch unterstützt. Die Beziehung zum Patienten wird sterilisiert, indem man sie von der Wirklichkeit abschneidet. Zuerst wird das Problem dadurch vereinfacht, daß man der Beziehung einen ausschließlich dualistischen Charakter verleiht: den eines vertraulichen Gesprächs zweier wohlerzogener, d. h. ihren Rollen angepaßten Personen.
Für den Kranken ist der Arzt eine Art Wunderwesen, das ihn kennt, während er es nicht kennt und auch nicht kennenlernen will. Ein Hauch des Geheimnisvollen steht diesem Schauspiel ganz gut an, immer jedoch im Rahmen einer Atmosphäre von Vertrauen und gegenseitiger Achtung. Der Arzt versorgt den Kranken mit allem; mit guten Medikamenten und den guten Ratschlägen eines Mannes der Wissenschaft und der langjährigen Erfahrung. Der Kranke dagegen kann nichts beisteuern außer dem Wunsch, behandelt zu werden, seinen Symptomen und Geld (eine ärztliche Leistung hat aber natürlich keinen Preis. Das Geld heißt »Honorar«; einen Lohn oder ein Gehalt bekommen Arbeiter oder Ingenieure, ein Arzt wird honoriert!). Und dieses Geld ist der genaue Ausdruck für den Sinn dieser Beziehung.
Und natürlich besitzt der Arzt das Wissen. Sein Wissen, seine »Wissenschaft« schützen ihn gegen Emotionen: er ist nur eine perfektionierte Maschine mit »medizinischen Reflexen« (Symptome — Diagnose — Behandlung), er ist nicht betroffen. Er verliebt sich nicht in seine Patientin – was als solches kein Verbrechen wäre –, vor allem aber wird er durch das Gespräch selbst nicht in Frage gestellt. Kann er überhaupt auf ein Gespräch eingehen? Seine Wissenschaft unterscheidet ihn von dem Kranken (er selbst ist gesund) und erlaubt ihm

darüber hinaus, ihn zu beherrschen. Sieben bis zehn Jahre fleißiges Einsammeln von vielseitigem und umfassendem Wissen haben aus ihm den Gelehrten, den außergewöhnlichen Mann gemacht. Aus diesem »Wissen« resultiert ein Gefühl der Stärke, das ganz offen und ehrlich ist (ehrlich natürlich, weil man Gutes tut) – und ein guter Schutz gegen Emotionen. Vor allem aber resultiert daraus eine »Macht« über die Leute, die weit über das hinausgeht, was durch sein »Wissen« gerechtfertigt ist. Diese »Macht« wird verstärkt und bestätigt durch seinen gesellschaftlichen Rang, die Stellung eines gutsituierten Kleinbürgers oder gar Bürgers.

Geheimnisvoll, mächtig und paternalistisch wie sie sind, gehören die Ärzte zu einer anderen Welt: zur Welt der Honoratioren, jedoch derjenigen, die alle Tiefen des Körpers und der Seele kennen – ein Wissen, das sie nicht unbedingt zur Schau stellen. Vornehm, aber diskret, unpolitisch, neutral und überparteilich bewegen sie sich ohnehin auf einer ganz anderen Ebene. Bewahren wir unsere Distanz, unseren Rang. Es gibt kein Gespräch.

Die ärztliche Schweigepflicht sichert das Ganze ab. Außerhalb des Sprechzimmers: Stillschweigen über alles, was dort gesprochen wird. Gewiß, niemand legt Wert darauf – zumindest bei den heutigen Verhältnissen –, daß sein Gesundheitszustand an die große Glocke gehängt wird; etwa bei Tripper oder einem anderen körperlichen Handicap, vor allem auch bei chronischen Leiden. Die ärztliche Schweigepflicht trägt indessen dazu bei, den sozialen Charakter der Krankheit zu kaschieren (Arbeitsrhythmus, sexuelle Unterdrückung, Wohnung, Familie ...), und verhindert damit, daß allgemeine therapeuthische oder vorbeugende Maßnahmen getroffen werden, wie schon die Richtung der Beziehungen: die wichtigen Informationen laufen vom Patienten zum Arzt (Symptome und Lebensbedingungen, Umgebung der Symptome), die Schlußfolgerungen und Anweisungen vom Arzt zum Patienten. Und der Allgemeinheit werden die Elemente einer Debatte vorenthalten, die nur auf ihrer (der gesellschaftlichen) Ebene entschieden werden kann.

Die Forderungen der Patienten ändern sich und werden vor allem kritischer. Das System der Krankenversicherung und spezialisierterer Einrichtungen, wie die Familienplanung, werden zu Instrumenten der Kontrolle und des Einspruchs, die für die ärztliche Macht unbequem sind. Kürzlich konnte man erleben, wie Ärzte, die ihren Einfluß bei der Familienplanung verloren hatten, ihren Abschied eingereicht haben. Sozialer Status und Position der Ärzte bröckeln im technokratischen Zeitalter etwas ab. Die Stars der Medizin, die Psychiater oder »Psychosomatiker«, legen sich zwar kräftig ins Zeug, aber sie können das, was das Schauspiel ausmacht, seine eigentliche Grundstruktur, nicht ändern: nämlich das eingleisige Arzt-Patient-Verhältnis und die starr festgelegten Rollen (auch wenn man auf das Psychodrama verweisen kann). Aber wie noch zu sehen sein wird, betonen sie häufig noch die Distanz, die den Arzt vom Patienten trennt, und rechtfertigen sie vom »wissenschaftlichen Standpunkt aus«.

Nunmehr sieht man die Ärzte ihren Kranken aufmerksam zuhören; die politische Pseudoneutralität wird zu einer »Technik des Zuhörens« und als »einfühlsame Neutralität« bezeichnet. Auch ist viel von »Disponsibilität« die Rede.

Eine zur Humanwissenschaft aufgewertete Psychologie wird in den Händen von Vertretern der alten Ideologie zu einem Instrument, das das ganze Theater nicht nur rechtfertigt, sondern noch verfeinert. Die Probleme werden durch Psychologisierung im übrigen nur noch vielfältiger und willkürlicher aufgesplittert. Man ist nicht nur Arbeiter oder Bürger, der einer begrenzten Anzahl von Aggressionen ausgesetzt ist, die wir alle erfahren, man wird zum »Sohn von Alkoholikern«; »die Familienverhältnisse waren äußerst gespannt«, »die Mutter war hysterisch« oder auch »paranoid«. Jedem seine eigene Formel, seine eigene Krankheit, kurz: seine Persönlichkeit! Jedem seine individuelle Lösung – die beste Methode, die kollektiven Lösungen zu »vergessen« und vergessen zu machen!

Auf allen Gebieten versteckt sich unter Berufung auf eine Wissenschaft, die angeblich die Psychologie menschlicher und wissenschaftlicher zugleich macht, jede »Wahrheit« hinter einer anderen, noch wesentlicheren. So kann man zwar behandeln, aber eine Heilung ist ausgeschlossen. Oder genauer: die Behandlung hindert einen zu erkennen, was eigentlich im Interesse des Heilens und Vorbeugens gemacht werden müßte.

Natürlich gibt es auch Ärzte, die sich selbst in Frage stellen (oder wenigstens in Gefahr geraten, dies zu tun). Das sind weniger die Biologen als die Psychologen: eine neue Wissenschaft, eine neue Fassade. Wie auf Architekten-Kongressen, auf denen die Erbauer von Kaninchenställen herumwimmeln, während ständig von Stadtplanung die Rede ist, so wird auch auf medizinischen Kongressen in der Regel ein bißchen »Psychiatrie für den Praktiker« oder sogar ein Schlückchen Ökologie zum Gurgeln angeboten. Aber in beiden Fällen erfordert das Weiterverfolgen des Ansatzes Entscheidungen, die politisch und ökonomisch unmöglich sind. Die Warengesellschaft erlaubt keine Träume, schon gar nicht bei denen, die sie zu beschützen haben. Ärzte stellen sich im übrigen nur vor anderen Ärzten in Frage, z. B. in den Balint-Gruppen.* Deren erklärtes Ziel sind verbesserte Dienstleistungen, ein noch stärkeres Eingehen auf die Versorgungswün-

* Die Balint-Gruppe (so genannt nach einem ungarisch-englischen Psychoanalytiker, der als erster das Experiment durchführte): eine Gruppe von Ärzten, die regelmäßig – gewöhnlich in Anwesenheit eines Psychiaters – zusammentreffen, um gemeinsam die Probleme zu besprechen, auf die sie in ihrer täglichen Praxis stoßen, ihre persönliche Verstrickung in diese Probleme und ihre Lösungsversuche ... oder Alternativen.

sche des Kranken und ein noch dichteres Abschotten der Krankheit. Aber wie wir gesehen haben, sind diese Versorgung und dieses Abschotten unvereinbar mit den Zielen der Heilung. Heilung ist nur möglich, wenn das kranke Individuum in eigener Verantwortung versucht, die krankmachende Realität aufzuarbeiten und zu klären, die schon hinter ihm liegt, wenn er vor dem Arzt steht. Dann betrachtet nämlich der Arzt die Realität stellvertretend für den Patienten. Da er das Wissen besitzt, leiht ihm der Kranke seinen Körper und seine Augen, damit er sich – an Stelle seiner selbst – seine Rolle und seine Realität ansieht und die Dinge dann wieder in Ordnung bringt. Aber in einer Klassengesellschaft sind aus der Sicht des Arztes andere Interessen zu verteidigen als aus der des Kranken. Und die Dinge werden nach den Kriterien der bürgerlichen Welt in Ordnung gebracht. Eine Art Machtübergabe: die Sache ist gelaufen, alle sind zufrieden, selbst die Gelackmeierten. Die Ärzte stellen sich nur in Frage, um sich nicht gesellschaftlich in Frage stellen zu lassen.
Würde der psychosomatische Ansatz jedoch konsequent verfolgt, so würden die Mauern der medizinischen Praxis und das Abschotten der Krankheit in einer Geheimbeziehung letztlich auch in Frage gestellt werden. Man verändert, man verbessert, und eines Tages wird es offensichtlich: die eigentliche »Falle für die Dummen«, aus der man sich befreien muß, ist das Arzt-Patient-Verhältnis selbst. Die undurchdringliche Beziehung zu zweit, das Sicheinschließen, der Rückzug auf sich selbst.
Diese Beziehung ist nur eine Illusion, streut Sand in die Augen: durch ihren einseitigen Charakter, durch die Schweigepflicht, die sie umgibt, ist die ärztliche Sprechstunde nichts weiter als eine Fortsetzung des inneren Monologs des Kranken. Der Monolog dreht sich im Kreis, genau das hat ihn aber krank gemacht und dazu gebracht, sich vom Arzt versorgen zu lassen.
Die ärztliche Sprechstunde ist eine Sackgasse, in der die Waffen des Aufstands niedergelegt werden. Dort kapitulieren alle, einer nach dem andern, und jeder einzelne für sich: ein Akt der Unterwerfung vor dem Repräsentanten seines Herrn. Der Arzt kassiert gleich die Waffen, die der Kranke bringt, verbannt den Kranken und seine Krankheit in die Arzt-Patient-Beziehung, ins ärztliche Sprechzimmer und in seine vertraulichen Unterlagen, reduziert ihn auf seinen Körper oder bestenfalls auf die Dialektik zwischen seinem Körper und seinem Geist. Um diese Maskerade des medizinischen Betriebs zu zerstören, kann man logischerweise nur auf die Kranken selbst bauen. Aber wir haben auch gesehen, daß diese Maskerade auch von den Patienten verlangt wird, und das macht eine abwartende Haltung irgendwie zum Lotteriespiel. Freilich kann man sich zweifellos auch auf viele Ärzte stützen, die – meist ohne sich darüber im klaren zu sein – allmählich ersticken an ihrer Unzufriedenheit über ihre Pfuscharbeit und über ihre Unfähigkeit, wirklich zu heilen, und die

es in ihren geschlossenen, aseptischen Sprechstunden nicht mehr aushalten – in dieser Sackgasse ohne Perspektive, wo Tag für Tag die psychischen und physischen Leiden ihres Viertels abgeladen und vergraben werden. Die Hoffnung auf eine Änderung kann also nur auf ein dialektisches Zusammenspiel zwischen den Initiativen einiger Ärzte und den Initiativen einer Minderheit von Kranken setzen, die andere Bedürfnisse entwickeln.

Die große Isolation

Und dann noch das »Team«!
»Die Gerätemedizin«, wie man sie in einschlägigen Kreisen nennt, mit ihren dicken Apparaten und ihrem technischen Personal. Mit ihrer Hilfe wird die psychische und physische Krankheit, die sich noch sträubt, unter Aufwand aller Kräfte bis in die tiefsten Tiefen ihrer zellulären oder psychologischen Schlupfwinkel verfolgt. Wild hupend bringt ein Krankenwagen den Kranken an den Ort des Überfalls: zum Krankenhaus*, wo das Team schon lauert.

* Rufen wir uns, speziell zum Thema Krankenhaus, einige historische und soziologische Fakten ins Gedächtnis. Das Krankenhaus hatte bis vor noch nicht allzu langer Zeit, man könnte sagen bis zum ersten Drittel dieses Jahrhunderts, keine therapeutische Funktion. Die Einweisung ins Krankenhaus erfolgte aufgrund der sozialen Herkunft des Kranken, seiner Bedürftigkeit. Bevor die Gesetze 1934 die Krankenkassen und 1946 dann das Krankenkassensystem (Sécurité Sociale) einführten, wurden als »Bedürftige« alle die bezeichnet, die als Lohnempfänger im Krankheitsfall mittellos waren.
Wäre es für die Bourgeoisie eingerichtet worden, würde es im Krankenhaus, um nur einige Beispiele zu nennen, weder Mehrbettenzimmer noch allgemeine Entkleideräume noch eine Präsentation der Kranken gegeben haben (d. h. ihre Vorführung zum Zwecke der Demonstration vor Medizinstudenten).
Die Folgen dieser Tatsache sind ziemlich weitreichend, denn das Krankenhaus ist eine Ausbildungsstätte für Ärzte, der Ort, wo sich die Ideologie der Medizin herausbildet und von Generation zu Generation weitergegeben wird. Von Anfang an wird der junge Mediziner in seiner Ausbildung von dieser Klassenideologie verseucht, selbst sein klinisches Urteil wird dadurch beeinflußt. Für die Pflege, die man ihm dort angedeihen läßt, stellt der Kranke der »Wissenschaft« seinen Körper als Studienobjekt zur Verfügung. Die »Verdinglichung« des Verhältnisses war (und ist auch noch heute) ein zentraler Punkt des Unterrichtssystems.
Kann man sich auch nur für einen Augenblick die Duchesse de Guermantes vorstellen, wie sie in einem Hörsaal voller Studenten ihr Ekzem vorzeigt? Nein. Aber ihre Köchin oder ihren Chauffeur? Mühelos.
Ist dieses »Überlassen des Körpers« – seine totale Auslieferung an die medizinische Ideologie – nicht für viele ältere Leute aus bescheidenen Verhältnissen der einzige Nachlaß, den sie der Gesellschaft vermachen können? Das Verhältnis des »bürgerlichen« Arztes zu dem »proletarischen« Kranken ist damit zum Vorbild für das »Arzt-Patient-Verhältnis« geworden. In den letz-

Wenn sich die Eingangspforte hinter ihm geschlossen hat, befindet er sich völlig einsam und isoliert in einer anderen Welt. Als erstes: »Ihre Papiere«. Eine pure Formalität übrigens, denn Sie sind schon nicht mehr Herr Schmidt oder Frau Meyer, sondern ein Unterleibssyndrom, eine manisch-depressive Phase oder ein asthmatischer Anfall. Das Team nimmt sich gleich der Sache an.
Das interdisziplinäre Team natürlich: jeder trägt durch seine Weisheit zu dem großen Werk der öffentlichen und individuellen Gesundheitspflege bei.
Ein Arzt allein reicht hier ersichtlich nicht aus. Wirtschaft, Wissenschaft, Technik, Effizienz und interdisziplinärer Einsatz verpflichten: Rationalisierung und Organisation sind das Gebot der Stunde. Aber wir befinden uns nicht mehr im Mittelalter der medizinischen »Wissenschaft«, alles läuft scheinbar auf der Basis psychosomatischer Vorstellungen. Das Ganze wird immer raffinierter und »menschlicher«; die Mauern sind weniger hoch, und Pflegeteams machen Ausflüge in die Stadt (was seine guten und schlechten Seiten hat); unter den aufgeklärten Zeitgenossen macht die »kleine Pflegeeinheit« Furore. Aber in der Hauptsache ändert sich nichts. Die Karikatur psychosomatischer Vorstellungen, die man sich angeeignet hat, findet eine oberflächliche und armselige Anwendung, die die Wirklichkeit nicht zudecken kann: den Dauercharakter der Versorgung und das Abschotten der Krankheit, die totale Isolation der zu Behandelnden wie der Behandelnden hinter den wirklichen oder imaginären Mauern der Pflegeinstitution, außerhalb des normalen Lebens der Betroffenen.
Die Beziehung zwischen Team und Patient, die unter dem Vorwand des »technischen Wissens« oder allgemein der »Qualität der Versorgung« das angeschlagene Arzt-Patient-Verhältnis abgelöst hat, ist doch nur dessen zugespitzte Variante. Die einzelnen Mitarbeiter des Teams finden in den interdisziplinären Beziehungen einen willkommenen Schutz für ihr persönliches Gleichgewicht, das von den Ängsten bedroht ist, die jeder Kontakt mit der Krankheit hervorruft, ein solides Alibi, um jeder Beziehung zu dem Kranken aus dem Weg zu gehen. Auch hat es sich eine mächtige und hierarchische Verwaltung zur Aufgabe gemacht, die Bemühungen auch der schlauesten Köpfe um neue Lösungen zu untergraben: die interdisziplinäre Struktur schiebt das Problem des Verhältnisses zum realen Alltag immer mehr von sich weg, da sie ständig mit ihren inneren Schwierigkeiten zu kämpfen hat (Kämpfe gegen die Hierarchien der Gewalten und der Gehälter; zwischen Ärzten und Verwaltung, Ärzten und Pflegepersonal, Ärzten und Psychologen oder Heilgymnastikern etc).

ten Jahrzehnten hat das Krankenhaus jedoch eine meist unersetzbare therapeutische Funktion übernommen. Es steht deswegen nun auch allen sozialen Klassen offen. So stehen wir auch heute noch einer drängenden Realität gegenüber, die durchaus noch nicht der Vergangenheit angehört.

»Es gibt schon so viel zwischen uns zu besprechen, daß man kaum Zeit hat, auf die Behandlungswünsche einzugehen (es fehlt an Pflegepersonal!)« ... »Völlig bekloppt, anzunehmen, man hätte noch die Zeit übrig, um zu sehen, was auf der Straße passiert!« Die Intensität des Lebens innerhalb der Institution* (Machtkämpfe, Examinieren der Fälle, häufige Zusammenkünfte aller Art) führt zum Vergessen, zum Hinnehmen oder gar zur Rechtfertigung der Tatsache, daß das Team von der Realität der Menschen draußen völlig abgeschnitten ist. Das medizinische Team ist im Hinblick auf das Elend der Stadt genauso eine Sackgasse wie die ärztliche Einzelpraxis. Das Problem, auf den eigenen Betrieb zurückgeworfen zu sein, ist äußerst gravierend, und ich kenne kein Beispiel einer glücklichen Lösung.**

In Corbeil hätte man mit der aktiven Unterstützung einer erfahrenen, aus Kommunisten und Sozialisten zusammengesetzten Stadtverwaltung etwas Neues erwarten können. Einrichtungen wie das städtische Gesundheitszentrum oder das medizinisch-psychologisch-pädagogische Zentrum (C.M.P.P.), das Team von Bezirkspsychiatern, die dem städtischen Krankenhaus angehören, die Beratungsstelle der Fürsorgeerziehung – allesamt von Fachleuten geleitet, die fortschrittliche Ideen propagieren – hätten konkrete Initiativen erwarten lassen, um die Stadt zu Forschungen über ein nicht krankmachendes Leben zu motivieren. Man hätte sich geradezu eine Explosion von Initiativen vorstellen können: Versammlungen, Feste, Flugblätter, Plakate, gezielte Teilnahme am Kampf der Arbeiter, Einrichtung einer städtischen Gesundheitskommission, Untersuchungen darüber, warum und wie Schulen, Fabriken, Stadtteile und die Stadt insgesamt krank machen. Nichts dergleichen: die wenigen Initiativen entstanden woanders; sie kamen von einigen wenigen, die diese Institutionen in Anspruch nahmen: Sozialarbeiter und

* Ich spreche selbstverständlich nicht nur vom Krankenhaus, sondern von allen »Behandlungseinrichtungen«, ob mit Ärzten oder nicht. Einer der Gründe, die mich zu diesem Buch veranlaßten, war der: endlich einen Schlußpunkt unter die schlauen Ausführungen zu setzen, die lediglich eine Kritik der Psychiatrie formulieren, die aber bis heute die Medizin der sogenannten »organischen« Krankheiten ausgespart haben. Diese Kritik der Psychiatrie, die ich im übrigen teile, ist nur denkbar vor dem Hintergrund der Vorstellung, es gebe eine physische Krankheit und eine psychische und dann noch so etwas wie eine »psychosoziale«. Demgegenüber gehe ich von dem Ansatz aus – den ich um so eifriger verfechte, je mehr ich davon überzeugt bin, daß er allein wirklich kreativ und gangbar ist –, die Krankheit als zusammenhängendes Ganzes zu sehen, das sich in unterschiedlichster Weise ausdrückt: als Mopeddiebstahl, als Asthmaanfall, als Ischias, als nervöse Depression, als Arbeitsunfall, sogar als Kampf.

** Es hat aber den Anschein, als ob die Leute vom Gesundheitszentrum von La Villeneuve in Grenoble in diesem Punkt interessante Fortschritte gemacht haben.

ansässige Ärzte, so etwa die Gruppe M.L.C.C., die sich für die Legalisierung der Abtreibung und für Empfängnisverhütung einsetzt, Diskussionen über Sexualität, Verhütung und Geburt veranstaltet (anhand eines Video-Films, der im Entbindungsheim von Les Lilas gedreht wurde), wie auch die oben beschriebenen Diskussionen und Demonstrationen um das Jugendzentrum von Montconseil. Die Institutionen hingegen »funktionieren«: sie stellen die Versorgung sicher. Kein großer Unterschied zu dem, was sich im »privaten Sektor« abspielt, wenn man von der Kostenbeteiligung des Staates bzw. der Unentgeltlichkeit der Leistungen absieht ... »Was gar nicht so schlecht ist«, wie mein Freund Gustav in seiner anspruchslosen Art meint.
Zurück zum Patienten, dem »Objekt« all dieser technisch-wissenschaftlichen Errungenschaften. Im Kreuzfeuer der Blicke und Instrumente eines kompletten oder auch lückenhaften Teams muß er sich wirklich zusammenreißen. Im übrigen wird er auch mehr oder weniger ständig und direkt daran gemahnt: von »Ich bin der Arzt!« bis »Bitte keinen Lärm, unsere Kranken ruhen«.
Schweigen ... oder auf andere Weise zum Sprechen zu kommen. Dazu eine Geschichte.

> Frau A., die ich seit mehr als sechs Jahren kenne, wurde im Krankenhaus ein Gallenstein entfernt. Sie war auch schon vom Psychologenteam des Bezirks betreut worden. Da sie sich mit ihren vier Kindern in einer schwierigen Lage befindet, macht sie sich eine Menge Sorgen und stopft sich mit Beruhigungsmitteln und Schlaftabletten voll.
> Eines Tages hat sie schlimme Schmerzen, die von einer Leberkolik herrühren und die erst nach einer hohen Dosis krampflösender Medikamente nachlassen. Diese Schmerzen sind wegen ihrer Intensität besorgniserregend; aber auch, weil Frau A. ihren Organismus als ein komplexes System von Röhren beschreibt, in dem sie die Bewegung von flüssigen und festen Stoffen spürt.
> Dieses Delirium hat mit den Schmerzen aufgehört; eine Röntgenaufnahme läßt einen Stein in der Gallenblase erkennen: das alles ist eher beruhigend, wirft aber das Problem eines chirurgischen Eingriffs auf, durch den ein Rückfall vermieden werden könnte. Da der Schmerz weg ist, wartet man ab ... Aber Frau A. ist sehr unruhig; ohne daß sie etwas zu sagen wagt, denkt sie, man würde ihr etwas verheimlichen: »Handelt es sich wirklich nur um einen Gallenstein?« Sie magert von Woche zu Woche ab. Anfangs ist dieser Gewichtsverlust nur erwünscht, da ihre Fettleibigkeit uns alle sehr beunruhigt hatte, aber nach wenigen Wochen nahm ihr Abmagern alarmierende Formen an. Man entschloß sich zur Operation.

Am Donnerstag wird sie operiert, am Dienstag darauf sitzt der Mann in meiner Sprechstunde: »Sie hat einen Nervenzusammenbruch nach dem anderen – es ist so schlimm, daß man auf beiden Seiten ihres Bettes Sicherheitsgitter braucht.« Niemand ist auf ihre Bitten eingegangen und hat ihr den Stein gezeigt, der während der Operation entfernt wurde: er soll auf dem Weg vom Operationssaal zum Bureau des Chefs verloren gegangen sein! Sie ist überzeugt, daß man ihr etwas verheimlicht. Ich gehe ins Krankenhaus.
Am Fußende ihres Bettes brütet der große medizinische Kriegsrat einen Epilepsie-Verdacht aus und ordnet die ganze Batterie sogenannter »ergänzender« Untersuchungen an: Augenspiegelung, Elektroenzephalogramm, Röntgenaufnahme des Schädels.
Als Frau A. von diesem Forschungsprogramm hört, nimmt ihre Unruhe weiter zu. Ich übernehme die sehr viel einfachere Erklärung (noblesse oblige), die ihr Ehemann gegeben hat, und wage folgende Anregung: »Ich kenne Frau A. seit langem; ich glaube, es wäre besser, ihr zuerst mal den Gallenstein zu zeigen, um sie zu beruhigen, und erst dann das Problem noch einmal zu examinieren. Das Auftreten der Anfälle während der Nacht, wenn Dunkelheit und Einsamkeit ihre Angst verstärken, spricht für diese einfache Erklärung.«
Alle sind einverstanden...
Drei Tage später ist ihr Ehemann wieder im Wartezimmer, äußerst besorgt und erregt: »Es ist nicht besser geworden, und man hat ihr immer noch nicht ihren Gallenstein gezeigt!« Ich gehe ins Krankenhaus zurück und lege unter den amüsierten Blicken des Personals einen Stein in ein Gläschen mit ihrem Namen. Drei Tage später wird Frau A. entlassen...*

»Bitte Lärm vermeiden, unsere Kranken ruhen...« Uns macht das nichts aus, denn wir sind taub. Taube Ohren. Stille. Entfremdung. Die Errungenschaften der Wissenschaft und das »technische Wissen«, die das Krankenhaus beisteuern kann, sollen hier nicht in Frage gestellt werden. Der Gallenstein von Frau A. mußte zweifellos entfernt werden. Aber jeder von uns kennt Fälle, wo Wissenschaft und Technik es zuließen, daß die Realität eines Individuums – auf die Gefahr zusätzlicher Schädigungen hin – völlig außer acht gelassen wurden.
Man sollte meine Haltung nicht als Anmaßung oder als einen Affront auffassen, der so unnütz wie unwirksam wäre. In diesem Fall waren alle in einer miesen Situation:

* Genauer ausgedrückt: sie ist natürlich nur von ihrem Gallenstein »geheilt«. Es handelte sich nur um einen der Wechselfälle im Verlauf ihres Leidens am Leben.

– Frau A., der Einsamkeit, den Schmerzen und den postoperativen Angstgefühlen ausgeliefert, festgebunden und unfähig, mit dieser Gruppe von Fremden in weißen Kitteln zu reden, denen sie unvermittelt gegenübergestellt war (»Wenn ich frage, sagen sie mir dann die Wahrheit?«).
– Herr A., allein zu Hause mit seinen vier Kindern und seiner quälenden Unruhe, genauso unfähig mit dem behandelnden Ärzteteam zu sprechen: »Ich muß doch alles glauben, sie sind die Ärzte.«
– Das Ärzteteam selbst, ohne Kontakt zur Vergangenheit und zum Alltag der Patientin, deshalb unvermeidlich – da es das Risiko einer Fehldiagnose nicht noch vergrößern will – darauf verwiesen, sie als Sache zu betrachten, als den Gallenstein in Zimmer 23, und von der ganzen Situation auch noch einigermaßen frustriert.
– Schließlich der »Hausarzt«, der selbst weder zum Ärzteteam noch ganz zum Alltag der Patientin gehört, der, hin- und hergerissen, unter vielen Schwierigkeiten die heikle und suspekte Aufgabe erfüllt, zwischen beiden Bereichen über die durch die Wissenschaft errichtete Mauer hinweg zu vermitteln.
Schon seit Jahrzehnten ist in den Reden und Plänen der Politiker der »Krankenhausskandal« ein beliebter Punkt.
Ich möchte auf die Sackgassen hinweisen, in die diese Reden führen, deren übersteigerte und hysterische Art allein schon Kritik verdienen.
Das Wesentliche am »Krankenhausskandal« ist nicht, daß
– die Gebäude fehlen oder unhygienisch oder alt sind,
– nicht genügend Zuschüsse für das Gesundheitswesen aufgebracht werden,
– nicht genügend Personal vorhanden ist,
– Lohnverhältnisse wie Arbeitsbedingungen im allgemeinen ziemlich viel zu wünschen übrig lassen,
– das Kastenwesen, hierarchische Strukturen und private Einnahmequellen für den Chefarzt immer noch nicht abgeschafft sind.
All das trifft zu und ist ein Skandal, der einen ständigen Kampf auf gewerkschaftlicher und politischer Ebene herausfordert. Daß es diese Kämpfe gibt, ist gar nicht zu leugnen; aber genauso offensichtlich ist, daß solche Kämpfe völlig sinnlos sind, wenn sie den eigentlichen Skandal der Krankenhäuser und allgemein der behandelnden Institutionen außer acht lassen (und auch in dem Maße sinnlos, in dem sie nicht alle am Funktionieren der Institution beteiligten Kräfte einbeziehen, das technische Personal, die potentiellen oder tatsächlichen Benutzer).
Könnte man alle erdenklich idealen Bedingungen menschlicher und wissenschaftlicher Versorgung als erfüllt voraussetzen, wäre der eigentliche Krankenhaus-Skandal immer noch nicht beseitigt. Denn dieser Skandal liegt bereits in der Konzeption eines Ortes, der durch Einsperren, Ausschließen, Entfremdung und Stillschweigen gekenn-

zeichnet ist. Das Krankenhaus wie die anderen Behandlungseinrichtungen weisen dieselben Merkmale auf wie die ärztliche Praxis – nur kommt eines erschwerend hinzu, nämlich die Gründlichkeit und Unerbittlichkeit einer kollektiven Veranstaltung.
Was ich damit meine, ist dies: ein behandelndes Team, bei dem die Arbeitsteilung auf die Spitze getrieben ist; ein allgemeiner dringender gesellschaftlicher Bedarf, der nicht mehr hinterfragt wird (die Unterschriftensammlung für den Bau eines neuen Krankenhauses hatte schnell Tausende von Unterschriften zusammengebracht; aber wer würde es schon wagen, gegen den Bau eines Krankenhauses zu stimmen); ein abgeschlossener Ort, hinter dessen Mauern die Kranken konzentriert werden (Kaserne und Gefängnis für abweichendes Verhalten in einem, ein Ort, wo Anormalität hinter Schloß und Riegel gebracht und beseitigt wird).
Die Aufgabe, die ich mir – im Rahmen meiner Möglichkeiten und der wechselnden Bedingungen meines täglichen Lebens – seit einigen Jahren stelle, ist folgende: die Schranken innerhalb des Ganzen abbauen zu helfen; Aktionen einzuleiten (man findet in diesem Buch da und dort verstreute Beispiele), welche die Behandelnden aus der Institution herauslocken und die Gesunden dazu bringen, in eben diese Institution hineinzugehen, Aktionen also, die die Karten dieses starren Rollenspiels etwas durcheinanderbringen sollen. Nicht nur die Mauern aus Stein oder Beton müssen niedergerissen werden. Die Erfahrung hat gezeigt, daß es keiner Mauer bedarf, um eingemauert zu sein; das Einsperren ist selten beabsichtigt, es ist ein Geburtsfehler der Institution.

Bei der Ausübung seiner medizinischen Praxis wird man ständig und gleichzeitig mit zwei einander widersprechenden Vorstellungen konfrontiert, die man folgendermaßen zusammenfassen kann:
1. die Krankheit existiert,
2. die Krankheit existiert nicht.
Der Mai 68 stellte einen Gipfel dar, von dem aus viele den zweiten Pol dieses Widerspruchs entdeckt haben. Dies führte etwa zu dem Flugblatt »Medizin und Repression« und zu einem Plakat des Aktionskomitees für Gesundheit, das verkündete: »Greift nicht zur Arznei, sondern nach der Macht«. Pech nur für den Ultralinken, daß er seine Position in diesem Punkt recht schnell durch seine Nierenkolik oder seine Rippenfellentzündung in Frage gestellt sieht.
Aber aus den Höhen des Gipfels, den wir erreicht hatten, mußten wir auch erkennen, daß die medizinische Praxis und die Behandlungseinrichtungen im allgemeinen den Versuch darstellen, die widersprüchliche Realität des Krankseins auf einen dieser Pole zu beschränken. Hier gibt es Krankheit, dort nicht. Das mag bequemer erscheinen, ist aber unvermeidlich zum Scheitern verurteilt: ein Bruch mit der widersprüchlichen Wirklichkeit, eine Sackgasse, Isolierung,

Unvermögen, mit dem Problem der Krankheit fertig zu werden (ganz zu schweigen von der Zunahme iatrogener Krankheiten – Ivan Illich läßt grüßen). Nachdem wir also beide Seiten der Realität kennengelernt haben, sollten wir uns vornehmen können, diesen Widerspruch auszuhalten und uns tagtäglich um die Synthese zu bemühen. Es handelt sich dabei nicht um den liberalen und peinlichen Ausweg durch die »goldene Mitte«, sondern um eine erschöpfende und kompromißlose Antwort auf zwei Dinge:
- auf das explizite Verlangen nach ärztlicher Behandlung,
- auf das implizite Verlangen nach einem anderen Leben.

Diese Ausführungen wenden sich spiegelbildlich sowohl an diejenigen, die die Medizin in Anspruch nehmen, wie an die Ärzte selbst. Eine so definierte Synthese strebt nach so hochgesteckten Zielen und erfordert zu ihrer Realisierung so umfangreiches Wissen und so viel Macht, daß sie nicht den Ärzten überlassen bleiben darf (und der Natur der Sache nach auch nicht wieder aufgeteilt werden darf: Punkt 1 für die Spezialisten, Punkt 2 für die »Benutzer« der Medizin). Deshalb müssen zunächst einmal die Schranken zwischen allen Beteiligten niedergerissen werden.

Das ist keine leichte Sache, denn im Bereich der von unserer Ideologie erzeugten Gewohnheiten stößt man allenthalben auf zahlreiche Schwierigkeiten. »Schuster, bleib bei deinen Leisten.«

Bei dem Gedanken, auf die Straße zu gehen, wird dem Gesundheitstechniker angst und bange. Ohne die Mauern und die Instrumente, die in den Augen des »Mannes von der Straße« seine »Wissenschaft« verkörpern, fühlt er sich nackt und ungeschützt. Umgekehrt macht ihm das Eindringen der Leute in seinen Bereich Angst. Das Ärzteteam, das daran gewöhnt ist, sich um das Bett des Kranken zu versammeln, wird sich seinerseits umstellt und in Frage gestellt sehen. Veränderte Kräfteverhältnisse. Umkehrung der Rollen. Angstvorstellungen. »Sie« werden unsere Wirklichkeit entdecken: eine extreme Gefährdung. Panik.

Im Anschluß an ein Fest, zu dem ich die Initiative ergriffen hatte, wurde ich unter einem lächerlichen Vorwand meines Postens als Arzt des Erziehungsheims am Quai Riquiez enthoben. Die Gruppe von Erziehern, mit denen ich mich ausgezeichnet verstand und die keine Einwände gegen das Fest gehabt hatten, bei dem sie sogar mithalfen, gerieten in Panik, als die Leute des Viertels (meine Patienten) in ihr Erziehungsheim eindrangen – außer den Jugendlichen des Heims und den Erziehern übrigens nur ca. 60 Kinder und Erwachsene eines ganz normalen Viertels. Aber die Phantasie schoß sofort ins Kraut: jede lumpige Gauloise roch nach einem Joint, ein Kuß auf die Wange erschien als Auftakt zu Sexorgien, die Musik störte bestimmt die Nachbarn... und womöglich fühlten sich auch die Kinder nicht mehr zu Hause (wie der Arzt macht sich auch der Erzieher zum Sprecher der Objekte seines Berufes). Die Atmosphäre wurde immer gespannter, bereits um Mitternacht waren Musik und »Fest« zu Ende... Der Direktor selbst, ein Freund von mir, der mich auf der Basis unserer »tiefen« theoretischen Einigkeit als Mitarbeiter angestellt hatte, hatte der praktischen Anwendung unserer gemeinsamen Ideen nicht widerstehen können.

Auf der anderen Seite hat man auch Angst, in diese Institutionen zu kommen: die Menschen haben sie eingerichtet, um ihr Elend und ihre Angst vor dem Tod zu kaschieren, um sich – solange sie draußen sind – einreden zu können, daß sie gesund sind. Sie haben lieber anderen (den Behandelnden) die Aufgabe überlassen, sich mit der kranken Seite ihrer Realität zu befassen. Kann man von ihnen erwarten, sich, ohne direkt betroffen zu sein (ein persönliches Problem, das sie beunruhigt, ein Verwandter oder ein Freund in einer solchen Institution), mit ihrer »negativen« Seite auseinanderzusetzen? Die Erfahrung, die wir mit den Samstagnachmittagen im Wartezimmer gemacht haben, ist in dieser Hinsicht aufschlußreich: bis auf einige Ausnahmen, die die Regel bestätigten, waren sie ein Fehlschlag. Man kommt nicht ohne ein bestimmtes Anliegen in die Arztpraxis. Dieser Fehlschlag hat uns jedoch nicht entmutigt, sondern unsere Ideen weitergebracht: wir beschränkten uns nicht mehr nur auf die Samstagnachmittage*, wir regten so etwas wie »Wartezimmer-Aktivitäten« an: Wandtexte, Diskussionen während der Sprechstunde, eine Ausstellung von Bildern (vgl. Kapitel 3). Wie immer die Schwierigkeiten aussehen mögen, wir gehen beim Abbau der Schranken von dem Gedanken aus, daß dort, wo Leute eingesperrt werden, auch Leute sind, die gegen das Eingesperrtwerden rebellieren. Man läßt sich nicht so einfach einsperren. Der Erfolg der meisten ganz unterschiedlichen Initiativen, die wir innerhalb und vor allem auch außerhalb der ärztlichen Praxis gestartet haben, zeigt deutlich, daß es tatsächlich Bestrebungen gibt, die mit dem Einsperren Schluß machen wollen.

Insgesamt kann das Problem des »Krankenhausskandals« und ganz allgemein der Behandlungseinrichtungen nur über die Wiederaneignung des Krankenhausbereichs durch alle Beteiligten (gesunde wie kranke Benutzer und Krankenhauspersonal) angegangen werden.** Es ist ein Kampf, der viele verschiedene Aspekte hat (er kann sich z. B. mal innerhalb und mal außerhalb der Institutionen abspielen) und fließende Fronten, je nachdem ob allgemeine Fragen (Abtreibungen, Schwangerschaft, Pathologie der Berufskrankheiten) oder spezifische Fragen (eine Dienstleistung, ein Fall) anstehen.

Dieser komplexe Kampf, der durch das Totgewicht der Gewohnhei-

* Indem wir die künstliche Einrichtung von zwei oder drei Stunden, die fürs »Quatschen« abgezweigt und eingerichtet worden waren, entinstitutionalisierten.

** Die Präsenz eines Stadtrats im Verwaltungsrat des Krankenhauses ist in diesem Fall offensichtlich purer Schwindel.

ten einer Welt von Spezialisten und Masken belastet ist und oft widersprüchliche Anforderungen an uns stellt, fällt mit dem Kampf zusammen, den die Menschen um das Recht auf Selbstbestimmung über ihren Körper führen. Wie die Aktionen zur Legalisierung des Schwangerschaftsabbruchs gezeigt haben, hat dieser Kampf bereits die ersten spektakulären Erfolge vorzuweisen.

Bauen ist gut für die Konjunktur
Zu dem Vorhaben, in Corbeil ein neues Krankenhaus zu bauen

Die Stadtverwaltung von Corbeil verlangt, unterstützt von einem Großteil der Bevölkerung, den Bau eines neuen Krankenhauses. Deshalb hat das Krankenhaus ein größeres, brachliegendes Gelände erworben. Es befindet sich jenseits des Boulevards Henri-Dunant, gegenüber den Wohnblöcken des sozialen Wohnungsbaus von Montconseil, etwas oberhalb des alten Krankenhauses und nur durch eine Straße und ein paar Häuser von diesem getrennt. An dieses Gelände angrenzend wurde vor einigen Jahren eine Schwesternschule gebaut.

Einfach so vorneweg fühlt man sich natürlich etwas befangen, Zweifel über den Sinn des geplanten Unternehmens zu äußern. Nur ein Unmensch würde es wagen, gegen den Bau eines solchen Krankenhauses zu stimmen! Und so hat auch jeder seine Unterschrift gegeben. *Vox populi, vox dei!*

Die Logik springt in die Augen:

– die Leute beklagen sich über das alte Krankenhaus, aber in Wirklichkeit beklagen sie sich nur über das Gebäude, man hört nämlich kaum echte Einwände gegen das Personal oder die Einrichtungen,

– aber Verwaltungs- und technisches Personal beklagen sich nun einmal über das Gebäude, auf die Gefahr hin, als gefährlicher, »reaktionärer« Apostel des alten Miefs zu gelten, könnte man hinzufügen: »natürlich«.

Sicher ist da einiges dran, aber sind die Mauern denn wirklich so unglaublich alt (übertreiben wir doch nicht, bei den Bausteinen in unserer Gegend!), daß man nicht ein paar Renovierungsarbeiten durchführen könnte (manche Abteilungen wurden wundervoll renoviert).*

Ganz abgesehen davon, daß die einstöckigen Fertigbauten abgerissen und durch einen dieser mehrstöckigen Betonbauten ersetzt werden könnten, deren Geheimnis nur unsere Architekten kennen. Gut! Das alte Krankenhaus ist alt, und außerdem ist es auch einfacher, die

* Man konnte übrigens den ganz naiv geäußerten Vorschlag hören, das Krankenhaus könne anschließend doch in ein »Senioren«heim umgewandelt werden. Es ist schwer einzusehen, warum das, was für alte Leute gut genug ist, nicht auch für die Kranken taugen soll.

Gebäude in Frage zu stellen und nicht die Arbeitsweise der Menschen, die darin arbeiten.*
Mauern können nicht reden.
Aber Mauern können offenbar doch reden! Ein schöner moderner Bau mit tollen Parkplätzen, der Sauberkeit, Wissenschaft und Technik (Gesundheit also!) ausstrahlt, mag noch mehr zur Beruhigung der Passanten beitragen.
Und zugegeben: es ist auch eine Prestigefrage (Corbeil vor – noch ein Tor!) So wurde uns aus Prestigegründen das Centre Pompidou beschert, die Stadtviertel aber verfügen über keinen einzigen Raum zur kollektiven Nutzung (ich meine damit nicht Schulen, Krippen oder Totoannahmestellen, ich meine Orte, wo die Mieter ungestört ihr Gemeinschaftsleben organisieren können). Aus denselben Motiven wird uns zweifellos auch noch »ein großstadtwürdiges Zentrum« beschert werden. Die Vertreter des Fortschritts zeichnen sich offenbar durch die Fähigkeit aus, der Zukunft in jeder Form noch voraus zu sein, selbst der aus Beton.
Die Falle wurde ursprünglich vom Mitbürger Boscher angelegt, dem Bürgermeister von Evry, der sich die Parole »Evry – die Stadt mit Zukunft« einfallen ließ. Augen zu und reingetappt, unter dem Banner des »Venedig an der Essonne«, das außerdem auch noch eine Arbeitergemeinde ist. Evry entwickelt sich unterdessen ganz prächtig, die Planer und futuristischen Architekten sind mit Begeisterung bei der Sache – und siehe da, der schon erwähnte Boscher plant den Bau eines Krankenhauses in Evry. So groß wie das Hochhaus auf dem Montparnasse. Proteste. »Plumpes Manöver«. Demonstrationen. Petitionen. Ohne Wirkung. Und keiner greift zum »ersten Stein«...
Eigentlich könnte es einem jetzt schon egal sein, wo das neue Krankenhaus entsteht, ob links oder rechts von der Umgehungsstraße im Norden. Man könnte sogar behaupten, daß es rein technisch gesehen logischer wäre, es in Evry zu bauen, wo es im Hinblick auf das Einzugsgebiet (von Ris-Orangis bis Corbeil-Süd) zentraler gelegen wäre. Aber man traut sich nicht, öffentlich darüber zu reden, denn das könnte Wasser auf die Mühle des Klassenfeindes sein! Und dann dreht sich das ächzende Rad der Geschichte weiter: die Kommunalwahlen brechen dem erbärmlichen Intriganten Boscher das Genick und er wird durch eine sozialistisch-kommunistische Stadtverwaltung abgelöst. – »Ist das nun eine Revolution? – Nein, Sir, eine Evolution.« Im letzten Stadtanzeiger von Corbeil-Essonnes kann man nun etwa folgendes lesen: »Wir fordern den Bau der Krankenhäuser von Evry und Corbeil-Essonnes, die sich gegenseitig harmonisch ergänzen.« Krankenhäuser, wohin man blickt! Was wird geschehen?

* Damit könnte man auch das Personal der Küchen und Wäschereien weiterhin im Dreck arbeiten lassen und ihnen gleichzeitig die glänzende Zukunft eines Vier-Sterne-Krankenhauses vorspiegeln.

Viel kann geschehen angesichts der kritischen Lage, in der sich die ganze Krankenhausplanung befindet.
Die Tatsache, daß im alten Krankenhaus die Intensivstation ausgebaut wird, scheint zu beweisen, da das gigantische Projekt eines neuen Krankenhauses noch in weiter Ferne liegt.
Und was jetzt?*
Jetzt hofft man auf einen festen Bau für die psychiatrische Abteilung, einige Neubauten (Küchen, Wäschereien)... und »Sozialwohnungen« für die Angestellten des Krankenhauses... Und – warum auch nicht – um die Finanzen wieder flott zu machen, den Verkauf von einem Teil des Geländes an irgendeinen Unternehmer, der uns wunderschöne Wohnhäuser mit unverbaubarem Blick auf das Seinetal hinstellen wird?... Wer weiß.

Zusammen mit einigen Freunden malten wir das hier abgedruckte Plakat und klebten es zusammen mit folgenden Forderungen an die Mauern:

Die Grünflächen des sogenannten *Le Tacot* müssen so wie sie sind erhalten bleiben: dieses Gelände wird endgültig den Bewohnern von Montconseil und ganz allgemein den Bewohnern von Corbeil als Spielwiese und Spaziergelände zur Verfügung gestellt. Über den Boulevard Henri-Dunant wird so schnell wie möglich eine Fußgängerbrücke gebaut, damit es bequem und sicher zu erreichen ist.
Das alte Krankenhaus soll renoviert, unumgänglich notwendige Gebäude dazugebaut werden. Falls dadurch das Gelände *Le Tacot* angetastet wird, muß mit der Bevölkerung darüber diskutiert werden, denn die hat sowohl Interesse am Krankenhaus (Versorgung mit ärztlichen Dienstleistungen) als auch an einem Spiel- und Spaziergelände (für die Gesundheit notwendig).

Diese Forderungen ergaben sich aus Überlegungen, wie sie in den Beiträgen zu diesem Buch entwickelt werden, also Beiträgen zur Definition der Krankheit, zu den Problemen der Angst, der Gewalt, der Institutionen und der gegenwärtigen Machtverhältnisse.
Insgesamt beruht dieser Vorschlag auf einer neuen Einstellung zu dem, »was uns die Mauern zu sagen haben«.
Man kann die Existenz eines Krankenhauses als beruhigend empfinden. Man kann in ihm auch einen Beweis des Elends und der Not einer Stadt sehen: Krankheit ist eine Art Thermometer, um die Nöte

* Das folgende ist natürlich pure Phantasie: wir warten noch auf genauere Informationen.

Etwas Grass für die Gesundheit in MONTCOMSEIL

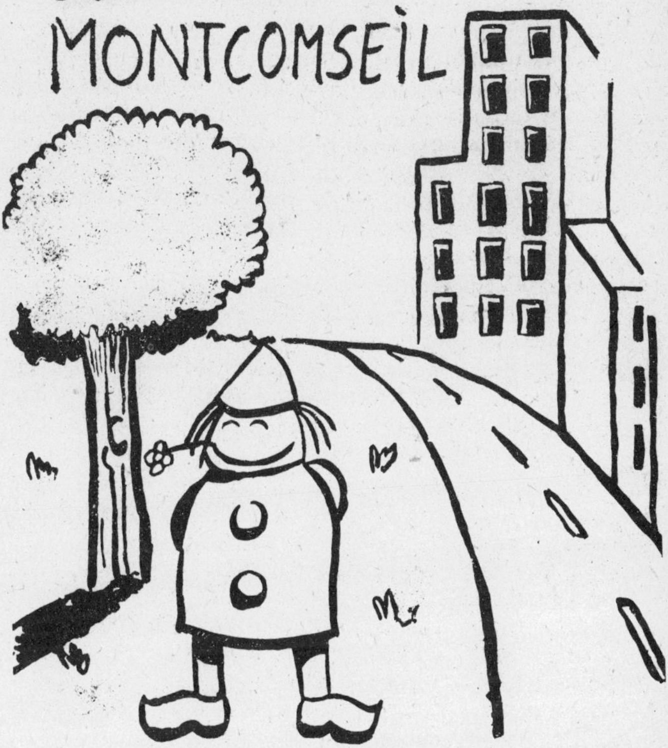

Kommission der Wünsche

des Lebens zu messen. Je mehr Kranke, desto größer das Krankenhaus, das sie aufnehmen kann, desto elender also auch das Leben, das die Menschen führen.*

Die gute alte Zeit des Sockenstopfens ist vorbei, keine falsche Bescheidenheit! Man wirft weg, und man kauft Neues zum Wegwerfen... Das Krankenhaus ist alt? Macht nichts, dann baut man eben ein neues gleich daneben.

In unseren Breiten ist der Luxus ausgebrochen. Gut so, dann wollen wir uns aber auch den Luxus gestatten, das Elend zu bekämpfen, statt ihm immer neue und immer noch glanzvollere Zufluchtsstätten zu bieten.

Die »Grünfläche« ist natürlich nicht das Ziel aller Wünsche; sie ist nur gerade sozusagen exemplarisch, im Brennpunkt dieser Wünsche. Andere Wünsche oder Forderungen zielen auf: Verkürzung der Arbeitszeit; weniger oder gar keine Wechselschichten; menschenwürdigere öffentliche Verkehrsmittel zum Null-Tarif; Gemeinschaftsräume, über die frei verfügt werden kann; kein Lohnausfall für die Eltern, wenn sie wegen Krankheit eines Kindes von der Arbeit fernbleiben; für die Kranken die Möglichkeit, zu Hause versorgt zu werden usw. Das sind sicher alles Luxuswünsche, aber warum nicht auch diese, wenn man schon dabei ist?

Für die Siedlung von Montconseil ist die Sache auf jeden Fall klar: die Krankheit grassiert dort, ob selbst »verschuldet« oder nicht, es gibt nur zwei Möglichkeiten:

1. ein Polizeirevier, ein Gefängnis, ein Krankenhaus und ein paar andere Institutionen dieser Art zu bauen;
2. den Lebensraum der Bevölkerung auf jede erdenkliche Art und Weise auszudehnen, bis er das notwendige und ausreichende Niveau erreicht hat. Muß man ausdrücklich dazu sagen, daß Le Tacot nur eine dieser »Weisen« ist? Muß man an die harten Tage nach der Auflösung des alten Jugendzentrums und seinem Ersatz durch einen mickrigen kleinen Platz erinnern?

* Ich möchte doch noch einmal betonen, daß das Krankenhaus mit Sozialismus genausowenig zu tun hat wie die übrige Medizin (von welchem »Sozialismus« ist denn überhaupt die Rede?). Es ist ein Ort des Konsums, der Hierarchie, der Unterdrückung und des Schweigens, der nicht nur ein Abbild des technokratischen Staates ist, von dem wir regiert werden, sondern wie die gesamte Medizin auch ein Instrument, das unter dem Vorwand einer unbestreitbaren und unerläßlichen Hilfeleistung dazu dient, das Gleichgewicht wiederherzustellen.

7. *Der Wald und die Bäume*

Ohne Sinn und Verstand
Warum sich um die schwächsten Bäume kümmern
wenn sie alle von Baumfäulnis befallen sind?
Wozu soll das gut sein, können Sie mir das sagen?
Warum sich um die Einzelheiten kümmern
wenn die Seine solche Unmengen an Verzweiflung mit sich führt,
wenn aus den Blicken der helle Wahnsinn spricht.
Ein Lächeln
Ich kann nicht ohne Lächeln und Zärtlichkeit
nicht ohne menschliche Wärme leben.
Wenn ich aber die Menschen auf dem Platz im Gewühl ansehe
steigt in mir die Wut hoch
wenn ich sehe, wie sich hinter den Schauspielermasken
der Gesellschaft der guten Manieren und des »Was sagen die Leute?«
die inneren Katastrophen der einzelnen Individuen abspielen
die geknebelt, zermalmt, zerrissen werden von dem Leben, das sie führen,
Geld Moral Polizei
das Dröhnen der Maschinen und der Autos
und die Stille der Computer, die das Leben und den Tod
der verdinglichten Menschen programmieren.
Behandeln ist nur eine Absurdität unter vielen.
Wir haben keine Zeit, uns in Einzelheiten zu verlieren
wenn das Elend die Straßen füllt
verdeckt oder auch nicht verdeckt durch ein Lächeln.
Es ist an der Zeit, die Welt aufs neue zu schaffen
von uns selbst wieder Besitz zu ergreifen.
Das ist die Aufgabe der kommenden Stunden und Jahre
ist eine Frage der Ausdauer und Phantasie
Nein, ich möchte Ihnen kein Beruhigungsmittel verschreiben.

Das Problem der Methode

– Man hat mir von Ihrer Methode erzählt! sagt mir Frau A., die mich aufsucht, weil sie sich kaputt fühlt und Migräne hat. Die Methode des Doktors Assimil: wenn man sie nur kennen würde, dann könnte jeder sie anwenden.

Ich denke nicht, daß ich eine besondere Methode habe. Ich halte es eher für ein Geflecht aus Banalitäten und Binsenwahrheiten: vom Einfachen zum Komplizierten fortschreiten, lieber beobachten und zuhören als reden, die Krankheit wieder in ihren gesellschaftlichen und emotionellen Zusammenhang stellen usw. Alles Dinge, die man letztlich auch an der medizinischen Fakultät lernen kann. »Frau B., Frisöse...«, fing meine Doktorarbeit an.
Wir leben aber in einer Zeit, für die Binsenwahrheiten durchaus interessant sind; man sollte darüber nachdenken. Es ist, glaube ich, vor allem eine Frage der Wichtigkeit oder sagen wir des »Gewichts«, das man diesen Banalitäten verleiht. Daran entscheidet sich, ob man, wenn schon keine Methode, so doch zumindest eine besondere Art zu denken und zu behandeln hat. Das ist übrigens keinesfalls originell und gilt auch für die Art und Weise, wie man sein tägliches Leben angeht. Sie erst gibt unserem Leben Inhalt.
An einem sehr sonnigen Freitagmorgen gegen halb zwei fing ich bei Käsetoast und einem Bier im »Celtique« an, über das Problem der »Methode« nachzudenken.
An der Bar tranken die Arbeiter der Frühschicht einige Schnäpse, erzählten aus ihrem Alltag und hörten der Musikbox zu, aus der herzzerreißende Liebeslieder kamen, eines verzweifelter als das andere. »Ich sterbe vor Liebe.« Man schüttelte sich die Hand und machte eine Bemerkung, man lächelte sich aufmunternd und herzlich zu. Man verstand sich. Ich fühlte mich wohl und überließ mich der Atmosphäre.
Wenn es eine Methode gibt, so fängt sie hier an: in der Kneipe, auf der Straße, auf dem Marktplatz, in den Häusern der »Gesunden«. Da die Krankheit etwas ausdrückt, kann man die Leute nicht von außen behandeln, wie man eine Maschine repariert. Um die Krankheit richtig einzuschätzen, muß man unbedingt die verschiedenen Ausdrucksweisen der Menschen kennen, ihre Sprache zu sprechen, d. h. einer von ihnen zu sein. Ein Nervenzusammenbruch, ein Schnupfen, eine Angina, Magenschmerzen, eine Leberattacke sind ganz unterschiedlich in ihrer Bedeutung, ihrem Verlauf und ihrer Behandlungsweise, so wie die jeweiligen Individuen, ihr Gesundheits- oder Krankheitszustand, ihre Angstgefühle, ihr Kritikvermögen und ihre Körperbeherrschung voneinander verschieden sind.
Auch die Sprache ist nicht nur die Aneinanderreihung von Wörtern: Subjekt, Verb, Prädikat. Sie ist eine ganz bestimmte Art sich zu geben, sich zu setzen, zu gehen, die Gesichtsmuskeln zu bewegen... krank zu sein. Ich hasse Telefongespräche. Und schließlich der ganze Erfahrungsinhalt der Wörter, der weit in unsere Kindheit zurückreicht: was bedeuten Worte wie »ich liebe dich« für jeden einzelnen für uns? Welche Erfahrung steckt hinter jedem Wort und gibt ihm seine Stärke oder Schwäche, seine gewichtige Bedeutung oder seine Leichtigkeit? Kann man über Arbeit reden, ohne zu wissen, was »Ar-

beit« für einen Arbeiter, einen Bauern, einen Intellektuellen, einen Hilfsarbeiter, einen Mann, eine Frau, einen Schüler bedeutet? Im übrigen glaube ich nicht, daß man es jemals wissen wird, man kann es höchstens fühlen. Worte sind Schall und Rauch, wenn sie keine Verbindung mit dem Leben haben. Worte allein reichen nicht aus, um miteinander zu sprechen, um sich verstehen, um kommunizieren zu können.

Ich kann nicht verstehen, wie ein Arzt – von einigen typischen Notfällen wie Asthma, Herzinfarkt u. ä. abgesehen – behandeln kann, ohne mit den Leuten wirklich zu kommunizieren, ohne sich als einer von ihnen zu fühlen; kurz, ohne einer von ihnen zu sein. Ich fühle mich jedesmal unbehaglich, wenn jemand in meine Sprechstunde kommt, den ich nicht kenne. Zu ihnen zu gehören ist eine unumgängliche Voraussetzung für das Behandeln. Dabei habe ich aber nicht den Eindruck, daß es sich um eine besondere Methode handelt; es erscheint mir selbstverständlich, ich könnte gar nicht anders.

Diese Selbstverständlichkeit reicht weit zurück: in meine Kindheit in Biot, einem kleinen Dorf an der Côte d'Azur, wo ich unter Bauern und Handwerkern aufwuchs. Es kostete mich nie besondere Mühe, die meiste Zeit verbrachte ich sowieso mit den Leuten auf der Straße und auf den Feldern. Daß ich Arzt wurde, ist auch kein Verdienst: mein Vater und meine Mutter waren beide Ärzte. Ich habe schon immer in diesem Milieu gelebt, mit den Problemen der Gesundheit und Krankheit der Dorfbewohner. Und wenn ich mich manchmal in meiner Haut nicht wohl fühle, so handelt es sich nicht um die Haut des Mediziners, sondern ganz einfach um meine eigene, denn ich habe nur diese eine. Auf der Seite der Menschen, d. h. »politisch« auf der Seite der arbeitenden Bevölkerung zu stehen, ist für mich das natürlichste von der Welt.

Das hat mich auch dazu gebracht, die Praxis, das Wartezimmer und die Straße miteinander zu verbinden, ohne künstliche Grenzen zu leben und ohne in meinen Beziehungen Präferenzen zu setzen, und zwar im Verhältnis zu einzelnen wie zur Allgemeinheit, zu den Kranken wie zu den »Gesunden«.

Mich in einer Kneipe des Viertels wohl zu fühlen, ist also der erste Punkt »meiner Methode«.

Die Kneipe ist mehr als jeder andere »Spezialladen« oder jedes Kulturzentrum der wichtigste und »natürliche« Treffpunkt des Viertels. Hier stehen sich Leben und Tod, Glück und Verzweiflung gegenüber. Beide Möglichkeiten stehen offen, Gesten und Worte zeigen es völlig klar: der Wunsch zu leben und der Wunsch zu sterben messen sich und konkurrieren miteinander – wer wird gewinnen? Ich fühlte mich immer schon von beiden angezogen. Die weiten, menschenleeren und nebligen Landschaften nördlicher Länder, wo das Meer sich ins Land schiebt, beruhigen meine Angst vor dem Tod; die sonnigen Landschaften des Midi erwecken in mir eine ungetrübte Lebenslust.

Manche sehen in der Kneipe einen krankmachenden Ort, weil sie dem Alkoholismus Vorschub leiste. »Man muß sie abschaffen«, meinen sie. In den neuen Vierteln richtet man heute keine Kneipen mehr ein, wie im übrigen auch keine anderen kollektiven Treffpunkte. Die Kneipe ist jedoch ein Ort der Therapie, wo der Alkohol als Medizin verabreicht wird: er läßt die Kommunikation einfacher werden, er hilft den Schüchternen über ihre Schüchternheit und den Gehemmten über ihre Hemmungen hinweg, er hilft den Ruhigen aus ihrer Ruhe und den Isolierten aus ihrer Isolation. Wie viele Medikamente kann er auch tödlich sein. Sein unmäßiger Verbrauch ist, wie bei anderen Drogen auch, äußerst giftig, in diesem Fall für Leber und Nervensystem. Aber sein kollektiver Charakter läßt eine gewisse Kontrolle durch die Gruppe zu, die den Mißbrauch einschränkt. Vor allem kann dieser kollektive Charakter ein Bewußtwerden einleiten und die Individuen wie die Gruppe dazu bringen, den Alkohol in wirkungsvolle Aktionen umzusetzen.

Diese wahrhaft therapeutischen Aktionen würden das System der konkurrenzhaften Leistungen, des vorgeschriebenen Arbeitstempos der Schichtarbeit, der entfremdenden Werbung, der überholten moralischen Wertvorstellungen, der in sich abgekapselten Familie u.a.m. in Frage stellen.

Das Fehlen von Kneipen in den neuen Wohnvierteln hat nichts mit dem Kampf gegen Alkoholismus zu tun, wohl aber mit der systematischen Beseitigung aller kollektiven Treffpunkte, an denen sich Kommunikation und zwischenmenschliche Beziehungen ergeben. Versammlungen von mehr als zwei Leuten sind eine Gefahr für das System. Wer glaubt, daß die Kneipen abgeschafft werden sollten, unterstützt bewußt oder unbewußt ein System, das als einzige Begleiterscheinung des Alkoholismus nur noch ständiges Verschlimmern der Sucht, Vergessen und Tod zuläßt. Jeder weiß, daß nicht der Säufer sein Leben, sondern das Leben den Säufer ruiniert hat. Heute wandern in den auf sozialen Wohnungsbau getrimmten Neubauvierteln die frei Haus gelieferten Weinkisten zu den in ihren Etagen isolierten Arbeitern. Der Alkoholiker sieht sich allein mit seiner Einsamkeit und seinem Fernseher; er konsumiert noch mehr Alkohol und krepiert noch schneller. Ein von oben gelenktes Fernsehen und die Tatsache, daß ihm alle zwischenmenschlichen Kontakte fehlen, die ihm die Waffen der Kritik liefern könnten, nehmen ihm jede Möglichkeit, sich anders zu helfen als alles zu schlucken – oder krank zu werden und hinter den verschlossenen Türen der ärztlichen Praxis illusorische Lösungen zu suchen.

In Wirklichkeit ist *der* Arzt eine komische Figur, der einen Alkoholiker mit Entzugsmitteln und guten Worten abfertigt, während dieser an seinem Leben krepiert. Versucht er ihn unter Druck zu setzen, so begeht er objektiv – und mehr oder weniger bewußt – Beihilfe zu einem Verbrechen: im Gegensatz zu dem, was uns die gute alte Lehre von »Laster und Tugend« glauben macht, die uns in der Schule beigebracht wurde, kann ich nur sagen, daß die toten Alkoholiker meines Viertels im Kampf um ein anderes Leben umgekommen sind. Sie waren sich dessen natürlich, und zum Glück für die Gesellschaft, nicht bewußt, sonst hätten sie statt sich totzutrinken weniger verzweifelte Kampfformen und wirksamere Mittel gewählt. Aber fest steht dennoch, daß sie in einem Kampf ums Leben umgekommen sind, der auch mein Kampf ist.

Der Kontakt mit dem Tod

Unter dem Druck einer Kultur, die von tiefer Angst und die zugleich von tiefem Vertrauen in den Fortschritt der »medizinischen Wissenschaft« geprägt ist, entwickelt man die Vorstellung, man müsse den Arzt wegen jeder Kleinigkeit aufsuchen. Tatsächlich kann die kleinste Veränderung in unserem Körper der Anfang einer schweren Krankheit sein bzw. eine schwere Krankheit verdecken, die eine gründliche ärztliche Untersuchung ans Licht bringen würde. Das schlimmste daran ist, daß es stimmt: es gibt immer etwas, was man nie für möglich gehalten hätte, uns aber die ganze Logik der Überlegungen zur Krankheit als Sprache des Körpers über den Haufen wirft. Panik.

> Der junge C., 16 Jahre, war in bester körperlicher Verfassung, als er am Freitag Fußball spielte. Am Samstag ist er mit blauen Flecken übersät, am Sonntag kommt er ins Krankenhaus, am Montag befindet er sich im Koma, am Dienstag ist er tot.

Solche dramatischen Ausnahmefälle, die sich vorläufig nicht erklären lassen, die aber rechtfertigen, daß man alle Möglichkeiten einer defensiven Medizin ausschöpft, ändern jedoch nichts an einer Vorstellung, die Krankheit als Sprache des Körpers betrachtet. Diese Vorstellung trifft auch auf die meisten Fälle und mit Sicherheit auf solche zu, die wir sofort und wirksam behandeln können. Außerdem ist durch nichts bewiesen, daß der erwähnte Fall nicht auch unter diese Rubrik fällt. Der Körper insistiert, bis er daran stirbt und sei es eines gewaltsamen Todes.

Als ich mich im Dezember 1968 in Corbeil niederließ, waren meine Vorstellungen noch ziemlich stark von der C.N.J.M. (Vereinigung junger Ärzte) und den Aktionskomitees für Gesundheit geprägt. Da wir von einer anderen Definition der Krankheit ausgingen, waren wir gegen quantitative Programme wie: mehr finanzielle Mittel, mehr Ärzte, mehr Personal im Gesundheitswesen. Wir waren von einer umgekehrten Position überzeugt und glaubten sie mit allen Konsequenzen für die individuelle und gesellschaftliche Ebene auch vertre-

ten zu können: es gibt zuviel Ärzte, zuviel Kranke. Mein persönliches Vorhaben war und ist, diese Ideen auszuprobieren, in die Praxis umzusetzen. Mein Ziel ist also eine Verringerung des medizinischen Konsums, das betrifft natürlich meinen eigenen wie den meiner »Patienten«.
Diese Ideen betrachte ich für mich und für die, deren Arzt ich bin, als sehr viel dynamischer, kreativer und offensiver, und irgendwie als »gesünder«. Sie stehen im Widerspruch zu der Welt der Geschäftemacherei (eingeschlossen der Geschäftemacherei mit der Medizin), zur Medizin als Kommerzialisierung der Angst. Übernimmt man nicht den Business-Jargon, wenn man vom medizinischen Konsum spricht? Unsere Ideen sind auch gegen den sogenannten »progressiven« sozio-kulturellen Kurs gerichtet, insofern sich dieser auf den »Fortschritt der Wissenschaft« verläßt. Dieser Kurs ist die klassische Basis für die von den Gewerkschaften und linken Parteien geforderten Programme. Klassisch und auf den ersten Blick auch legitim in einem ökonomischen System, das mehr und mehr Leute auffrißt: da es immer mehr Kranke gibt, sind auch immer mehr Ärzte nötig. Offensichtlich handelt es sich um eine Flucht nach vorn, die genau der Richtung des Systems folgt, das sie zu bekämpfen vorgibt. Um so dringender ist es notwendig, einen Gegenangriff vorzubereiten, der auf einem qualitativen Plan beruht.

Als ich Frau D. kennenlernte, hatte sie noch drei Jahre bis zum Ruhestand. Sie arbeitete in der Verwaltung der Mühlenbetriebe. Sie hatte Kopfschmerzen und Unwohlsein und war nach Hause geschickt worden, weil ihr Blutdruck auf 270/150 war. Sie leidet unter einer Unterfunktion der Schilddrüse und Cholesterinmangel und ist im somatischen wie im psychischen Bereich besonders anfällig, insgesamt sehr unruhig und »nervös«. Die ersten Monate war es sehr schwierig, einen normalen und konstanten Blutdruck zu erreichen; er stieg und fiel beunruhigend, je nachdem, wie hoch die Dosis der Medikamente war und was sich in ihrem täglichen Leben abspielte. Häufig waren Notbesuche erforderlich, bei denen sie durch Reden und blutdrucksenkende Mittel und Tranquillizer beruhigt werden mußte.
Frau D. ist mir gegenüber ziemlich aggressiv, sie macht kritische Bemerkungen über mein Aussehen, über meine etwas elastische Arbeitszeit, über meinen Mangel an Seriosität... Wir haben uns jedoch seit sechs Jahren nicht getrennt, auch nicht als ich wegen »Verletzung der guten Sitten« für ein Jahr suspendiert wurde. Sie ist geistig ziemlich unbeweglich, und ihre Freunde haben sie wegen ihrer Arztwahl gehörig in die Zange genommen (das weiß ich natürlich von ihr und ihrem Mann). Bei unseren Diskussionen gab es häufig Spannungen,

aber jetzt herrschen schon seit langem eine Art stillschweigender Übereinkunft und gegenseitiges Einverständnis: jeder spielt seine Rolle, sie ist rigide, ich lässig, wie verabredet. Ich habe übrigens die angenehmere Rolle.
Vorzeitiger Ruhestand, ein entspannteres Leben, eine Abmagerungsdiät und einige Medikamente haben ihren Blutdruck schließlich normalisiert: heute ist er ohne blutdrucksenkendes Mittel um 140/80.
Ein Jahr lang ging sie wegen ihrer Schilddrüsenunterfunktion, ihrem Cholesterin und ihrer Fettsucht regelmäßig zu einem »Drüsenspezialisten«, der uns sehr viel weitergeholfen hat. Er schickte sie jedesmal mit einem Brief zu mir zurück, der einen Blutdruck von 210 oder 220 erwähnte. Die ersten Male war sie sehr erschrocken, aber zum Schluß lachten wir nur noch über den Brief, und als wir den Blutdruck überprüften, stellten wir fest, daß er bei 140 war. Er wollte, daß Frau D. noch mehr Gewicht verlieren sollte, aber sie fühlte sich angegriffen und war der Meinung, es reicht. Wir hatten auf allen Gebieten das richtige Gleichgewicht gefunden: die Besuche bei dem Spezialisten wurden eingestellt.
Herr und Frau D. fingen an, sich ihr Leben gemütlicher einzurichten. Sie fuhren z. B. in Ferien und unternahmen Reisen. Der Aufbruch in die Ferien war häufig mit Schwierigkeiten verbunden,und sie fragte mich oft nach meiner Meinung: »Denken Sie nicht, daß das Flugzeug...? Die Höhe?... Die Hitze?... Die Luftfeuchtigkeit?... Und dann bin ich noch etwas geschwächt von meiner letzten Grippe, hätten Sie mir mal Antibiotika gegeben!«... Und so fort. Ein- oder zweimal ging es auch schief, wie z. B. in Nizza, wo vor zwei Jahren ein Unwohlsein auf der Promenade in eine Panik umschlug: Ambulanz, Krankenhaus, Kardiologe, Notarzt.
Gestern traf ich Herrn D. auf der Straße. Er sagte mir, seine Frau müßte mit mir schimpfen, denn die vierzehn Tage, die sie im Anschluß an eine schwere Grippe am Meer verbracht hatten, waren ihr nicht sehr gut bekommen, und es wäre besser gewesen, wenn ich sie nicht hätte fahren lassen. Ich antwortete, ich sei ja nicht der liebe Gott und könne auch nicht alles so genau voraussehen. Ich sei aber schon zufrieden, daß sie überhaupt so leben könnten, wie sie leben, so viel entspannter, und daß dies dem Blutdruck seiner Frau nur gut tun könne, auch wenn er manchmal noch einiges zu wünschen übrig ließe. Ich fügte dann noch etwas hinzu, worüber wir uns schon seit langem einig sind: daß »man sich nämlich um so gesünder fühlt, je weniger man den Arzt sieht«. Dieser Ausspruch ist jedoch für die »Gesunden« gedacht, und man kann ihn nicht einfach so übernehmen. Man muß darüber reden,

und der Kranke, seine Umgebung und der Arzt müssen sich über viele problematische Punkte einig werden. Das rührt bei der Behandlung namentlich an das Problem, wie sich die Verantwortlichkeit und die Angst vor körperlichen Veränderungen teilen lassen, an Fragen nach dem Sinn der Krankheit, nach der Wirksamkeit der Medizin und ihrer technisch-wissenschaftlichen Mittel.

Im August werde ich in die Rue de la Boucherie zu einem Krankenbesuch bei einem älteren Ehepaar gerufen, deren Hausarzt in Urlaub ist. Der Mann leidet seit mehreren Jahren an schwerer Atemnot, zu der ein erhöhter Blutdruck hinzukommt. Die Frau hat nur erhöhten Blutdruck. Ohne mich lange aufzuhalten, messe ich den Blutdruck und erneuere die Rezepte.

Die Frau will auch eine Blutuntersuchung haben.
»Ah so! Warum?«
»Der Doktor X macht das alle drei Monate.«
»Ist gut, ich will meinem lieben Kollegen nicht in die Quere kommen.« Ich schaue mir die letzten Tests an: alles ist da, von der Harnsäurebestimmung über das Ionogramm, bis zum Cholesterinspiegel. Trotz all dieser Informationen sitzt der alte Herr bleich, angespannt und niedergeschlagen auf seiner Couch. Endlich...! Ich schreibe alles sorgfältig ab. Das wär's!
»Sie müssen noch einmal vorbeikommen, um die Ergebnisse anzusehen.«
»Das ist unnötig. Fragen Sie Doktor X danach, wenn er zurückkommt. Ich bekomme auch eine Kopie vom Labor und schaue nur dann vorbei, wenn mir etwas beunruhigend vorkommt.«
»Doch, Sie müssen wiederkommen!« Die Frau holt aus einer Schublade ein Heft heraus, in dem der Doktor X jedesmal den Blutdruck vermerkt hatte, wenn er vorbeikam. Er ist in diesem Punkt sehr gewissenhaft. Er kommt alle drei bis vier Tage.

Ich kenne den Kollegen und denke nicht, daß er unehrlich ist, selbst wenn sein Verhalten auf den ersten Blick eine einfache, aber wirkungsvolle Geldmacherei zu sein scheint. Ich glaube eher, seine eigene Angst hat ihn diesem System intensiver und pseudowissenschaftlicher Betreuung in die Arme getrieben – einem System, in dem die Angst des Kranken und des Arztes sich gegenseitig auslösen und verstärken. Für mich ist klar, daß seine Haltung als Ausdruck seiner eigenen Angst vor dem Tod aufzufassen ist, auch wenn es etwas merkwürdig aussieht, wie glatt sie sich in diese kommerzielle Gesellschaft einfügt.

Der Tod ist eine Vorstellung, die die ganze ärztliche Tätigkeit überschattet. Das ist zweifellos einer der Gründe, weshalb mich dieser Beruf so fasziniert. Er entspricht sehr gut meiner eigenen Angst vor dem Tod und meiner etwas ausgefallenen Art. Ich habe weniger Angst vor dem Tod, wenn ich ihn direkt angehen kann, als wenn ich weit weg von ihm bin, ihn mir nur ausmale und versuche, vor ihm zu flüchten.
Der Tod ist ein zentrales Problem des ärztlichen Alltags: jeder kann auf seine Weise gesund werden, aber niemand kann ihm wirklich entkommen (ein Versuch, ihm zu entkommen, ist »Geld zu machen«, ein anderer ist die »Wissenschaft« und die Verbannung in ein völlig abgedichtetes Krankenhausmilieu). Es ist der eigene Tod, den man in dem Tod der andern sieht und fürchtet. Der Tod kann auch ein gewisses Gefühl der Beruhigung vermitteln: einfach dadurch, daß er da ist. Wie auch immer – wenn man die Möglichkeit des Todes nicht akzeptiert, kann man meiner Meinung nach unmöglich Arzt sein, man steht ständig unter Spannung und versperrt den Leuten (wie auch sich selbst) jeden Ausweg. Ich meine damit, daß man sich eigentlich nur selbst helfen kann, auch wenn in gewissen Augnblicken fremde Hilfe entscheidend sein mag. Tod oder Leben sind eine Entscheidung, die weitgehend vom Körper und vom Geist des kranken Individuums getroffen wird; meine Definition der Krankheit als Sprache des Körpers versucht genau dies auszudrücken.
Es ist überhaupt kein Grund zu sehen, weshalb man die ganze Verantwortung für Leben und Tod der Menschen allein auf sich nehmen sollte. Dieser Gedanke wurde nur von den Schulen einer »altruistischen« Welt der »Versorgung« propagiert und ausgeheckt – ein Gedanke, der mit dem wirklichen Leben nichts mehr zu tun hat, der nur bei den Kranken und Ärzten Schuld- und Verunsicherungsgefühle auslöst und der bedeutet, daß man die anderen, den Kranken und seine Umgebung im Hinblick auf das Leben, das er führt oder führte, für vollkommen hilflose oder unverantwortliche Wesen hält. Während meines Krankenhauspraktikums hat mich immer das Gesicht des Arztes belustigt, wenn der Patient die Unhöflichkeit besaß, sich über seine Untersuchung oder seine Verordnungen auszulassen. Umgekehrt erlebte man es häufiger: jemand kommt in die Sprechstunde, weil er sich erschöpft fühlt und krankgeschrieben werden will. Der Arzt fragt ihn, für wie lange. Er antwortet: »Weiß ich nicht. Sie sind der Arzt!« Es ist gar nicht so einfach, gegen die Gewohnheiten und die Kultur der Gewohnheiten anzukämpfen.
Aber wenn man sich mit seinem Blutdruckapparat dem Patienten an den Arm hängt und ihm von außen drakonische Richtlinien für sein Leben auferlegt, kann das – ich bin mir sicher – nur Angst erzeugen,

also auch den Blutdruck erhöhen und dem Patienten jede Möglichkeit nehmen, wieder die Kontrolle über sich selbst und über die Realität seines Körpers zu gewinnen. Schließlich macht man es auch einem Selbstmordkandidaten unmöglich, wieder Geschmack am Leben zu finden, wenn man ihm auf Schritt und Tritt folgt und alle nur mögliche Fürsorge und Pflege angedeihen läßt. Hier kommt es offensichtlich darauf an, wie weit wir den Tod akzeptiert haben, und deshalb ist es auch ziemlich schwer, sich richtig zu verhalten. Es läßt sich gefühlsmäßig leicht erfassen, aber theoretisch schwer ausdrücken. Bei alledem spreche ich wohlgemerkt von mir, ich will mich also nicht etwa aus der Affäre ziehen oder aus der Verantwortung stehlen. Ich trete vielmehr für eine geteilte Verantwortung ein. Dabei gibt es viele Vorfälle, die mich vor Fragen stellen, etwa die folgende Geschichte, die das Gegenteil der vorangegangenen ist.

> Herr E. hat zu hohen Blutdruck. Er ist 40 Jahre alt. In seiner Familie gibt es noch mehrere Hypertoniker. Sein Werksarzt hatte ihn mit einem dringlichen Brief zu mir geschickt; sein Blutdruck war 260/140. Er war von der »Firma« ausgebildet worden und arbeitet seit über zwanzig Jahren bei IBM. Wir hatten uns lange über seine Lebensweise, seine Arbeit, seine »Beförderung«, seine Kinder, sein Eigenheim unterhalten und auch darüber, daß er aus Ersparnisgründen nicht in den Urlaub fuhr. Auch über die Rolle, die sein psycho-emotioneller Zustand und seine materielle Lage bei der quasi in der Familie liegenden Hypertonie spielten. Er stimmte allem zu, aber trotzdem »läuft« es nicht richtig zwischen uns, irgend etwas stört ihn an meiner »Philosophie«, und ich komme nicht dahinter. Einmal habe ich ihn an einem Samstagmorgen ziemlich früh besucht, um den Blutdruck am Bett zu messen, er hatte 150/90.
>
> Herr E. kam jeden Monat ziemlich widerwillig in meine Sprechstunde, um das Rezept zu erneuern, das kurz und schlicht auf ein blutdrucksenkendes Mittel und ein leichtes Beruhigungsmittel ausgeschrieben war. Häufig nahm er über mehrere Tage überhaupt nichts ein.
>
> Eines Tages wird er etwas gesprächiger und sagt zu mir: »Sie schreiben zwar eine Menge auf die Wände ihres Wartezimmers, sie reden auch eine Menge, aber im Grunde sind Sie wie die anderen. Schon als Fünfzehnjähriger hatte ich mit diesem Blutdruckapparat zu tun. Wird das bis zu meinem Lebensende so weitergehen? Ich habe es satt! Ich möchte mit dem ganzen Kram aufhören!«
>
> Ich unterhalte mich mit ihm, aber ich bin in meiner eigenen Falle gefangen. Wir sprechen lange über all die Dinge, die wir schon besprochen haben: die Familie, die Lebensweise, den

Blutdruck, den Druck, den das Leben ausübt etc., über all das, wovon auch tatsächlich an den Wänden die Rede ist. Wir stellen jede medikamentöse Behandlung ein und beschließen, uns in zwei Monaten wiederzusehen. Drei Wochen später hat er einen Herzinfarkt und kommt für lange Zeit ins Krankenhaus, aus dem er dann ziemlich angegriffen wieder entlassen wird.
Er hat jetzt seine Arbeit wieder aufgenommen und kommt regelmäßig, um sich eine größere Menge von Medikamenten abzuholen.

Natürlich läßt sich nicht einfach behaupten, daß Herr E. bei regelmäßiger Behandlung keinen Infarkt gehabt hätte: die Tatsache jedoch besteht – und stellt mich und meine Überzeugungen auf eine harte Probe, auch wenn diese sich deswegen letztlich nicht ändern. Es ist nicht immer eindeutig, ob man sich nicht doch seiner Macht bedienen soll, wenn man den Leuten helfen will. Illich kann mit Statistiken antworten, aber für Herrn E. wie für mich ist Herr E. eben Herr E.: es dreht sich um ihn und nicht um eine statistische Kurve. Auch das ist also die tägliche Praxis der Medizin. Man kann nicht darüber diskutieren, wie die medizinische Versorgung abgebaut werden könnte – ein immer häufiger diskutiertes und auch für mich wichtiges Thema –, ohne diesen Punkt zu berücksichtigen: das Teilen der Angst und der Verantwortlichkeit.

An einem Sonntag hat ein Säugling Fieber. Françoise geht hin und untersucht ihn. Sie findet nichts Beunruhigendes. Höchstwahrscheinlich zahnt er nur? »Aspirin und viel zu trinken«. Auch die Eltern finden nichts Beunruhigendes, aber gerade das beunruhigt sie, sie trauen dem Frieden nicht richtig. Am Montagabend ist die Situation unverändert, und die Eltern holen mich wieder (er ist, nebenbei bemerkt, Krankenpfleger auf einer Säuglingsstation, was beweist, daß »das Wissen« einen nicht vor der Angst schützt, wie man vielleicht glauben könnte). Ich untersuche den Säugling sehr sorgfältig und kann nichts Auffälliges finden. Wir sprechen über das Fieber bei Kindern, das eine Abwehrreaktion des Körpers ist, über unsere Besorgnis, wenn es sich um das eigene Kind handelt. »Aspirin und viel zu trinken«. Beim Weggehen mache ich mir jedoch wieder Gedanken: vielleicht habe ich die eine Sache doch nicht gründlich genug untersucht, aber wenn ich nochmal hingehe, beunruhigt sie das zu sehr! Die Angst ist ansteckend.

Am nachsten Tag ist alles in Ordnung. Es hätte aber auch schief gehen können – ich darf mich nicht irren. Ich kann mich jedoch irren, und es ist wichtig, daß die Eltern das wissen, damit sie ihre Fähigkeit bewahren, die Dinge zu hinterfragen und zu kritisieren, damit sie sich verteidigen können. Ich für meinen Teil kann mir nicht vorstellen, anders zu arbeiten.

> Herr F. ist überängstlich, äußerst verkrampft und schwierig im Umgang. Er ist 25 Jahre alt und arbeitet bei der Néogravure. Innerhalb von zwei Jahren haben ihn drei von uns Ärzten dreimal wegen Magenkrämpfen behandelt. Nach langen Besprechungen endete das immer damit, daß ich ihm für zwei Wochen ein Nervenberuhigungsmittel verschrieben habe. Das schien auszureichen, denn er kam nicht wieder.
> Als er dann mit seiner Frau wiederkommt, neige ich schon dazu, die Behandlung zu wiederholen, dieses Mal verlangt er jedoch eine Röntgenaufnahme des Magens. Sie zeigt eine ziemlich schwere Gastritis, die als solche energisch behandelt werden muß, auch wenn das die früheren Analysen nicht in Zweifel zieht.

Es ist wichtig, daß der Arzt nicht die Macht über die Menschen ergreift und daß sich diese noch verteidigen können. Sie verteidigen sich übrigens auch, weil sie bewußt oder unbewußt fühlen, daß die Krankheit eine Sprache ihres Körpers ist. Und niemand kennt seinen Körper so gut wie der Kranke selbst: er kann z. B. beurteilen, ob ein Schmerz bedeutungslos und erträglich ist, d. h. zur Alltagssprache gehört; er kann auch beurteilen, ob er unerträglich ist, zuviel für ihn wird und ihm Angst einjagt, ob er ihn also nicht mehr selbst einordnen kann und die Hilfe eines Dritten braucht, der ein Arzt sein kann. In diesem Sinn arbeite ich auch, vom Einfachen zum Komplizierten gehend, denn im allgemeinen ist die Krankheit kein Drama, auch wenn man mit einem Drama rechnen und deshalb auf der Hut sein muß. Auf der Hut zu sein bedeutet auch, Distanz zu wahren, damit man nicht seine Objektivität verliert und sich nicht von der Angst vor einem möglichen Drama völlig beherrschen läßt, nicht ständig angespannt ist – eine Haltung, die einem oft schwerfällt, denn der Hygiene- und Wissenschaftsfimmel in der Werbung (Suchen Sie sofort den Arzt auf, wenn Sie etwas beunruhigt!) läßt uns so reagieren, ob der Anstoß dazu vom Arzt oder vom Kranken ausgeht. Festzuhalten ist aber, daß der von der Medizin als »interessant« bezeichnete Fall ein dramatischer Krankheitsfall ist, während die Realität meistens anders aussieht.
Auch wenn zu meinem Alltagsleben die »interessanten« Fälle gehören, so sind sie doch nicht das Wesentliche; wesentlich sind die einfachen inneren Reaktionen eines verschiedenen Aggressionen ausgesetzten Körpers, deren vielfältiges Zusammenwirken entwirrt werden muß. Aus diesem Grund möchte ich nicht ständig angespannt

sein. Wäre ich es, würde ich schließlich meine ganze Elastizität verlieren, die Möglichkeit also, mich im richtigen Augenblick anstrengen und effektiv arbeiten zu können, wenn es sich um einen »interessanten« und dramatischen Fall handelt.
Was ich hier sage, gilt sowohl für den Patienen als auch für den Arzt: es liegt im Interesse von beiden, einen kühlen Kopf zu bewahren.
Für den Arzt ergibt sich die Arbeitsweise letztendlich einfach aus seiner allgemeinen Lebensweise: für ihn wäre es vielleicht am besten, wenn er abwechselnd beide Rollen spielen, Arzt und Patient sein könnte. Er könnte so die Angst vor dem Tod, die sich in Veränderungen des Körpers mitteilt, wenn diese unserer Kontrolle entgleiten, besser erfahren und beherrschen.
Der Mißbrauch von Antibiotika ist ein Beispiel dafür, wie schwach die Kontrolle dieser Angst ist.
Indem er Antibiotika verschreibt, schützt sich der Arzt (oder glaubt es zu tun) gegen jede unangenehme Überraschung; und der Patient und seine Angehörigen können das beruhigende Gefühl haben, die maximalen Möglichkeiten der Medizin ausgeschöpft zu haben. Indem man den Körper Mitteln aussetzt, die ihm von außen zugeführt werden, übersieht man oft das Risiko, das man eingeht, wenn man ihn daran hindert, seine eigenen Abwehrkräfte zu entwickeln. Denn in einer bestimmten Weise tötet man damit den Körper – zumindest aber schwächt man ihn und macht ihn unfähiger, weitere Aggressionen abzuwehren. Durch die Werbung einer nur auf Absatz bedachten Gesellschaft (Werbung der pharmazeutischen Industrie) noch verstärkt, führt diese Verkrampfung des Arztes gegenüber der Todesangst in diesem Fall dazu, daß er den Körper einer späteren Krankheit gegenüber wehrlos macht, bei der es dann wirklich um alles geht. Für den Augenblick ist es jedoch eine bequeme Lösung, man kann ruhig schlafen.
Die Vorstellung von einer medizinischen Praxis, die mit dem übrigen Leben und den allgemeinen Lebensgewohnheiten nichts zu tun hat, ist unhaltbar geworden. Wir sind einfach gezwungen, das Thema auszuweiten – man könnte auch sagen: zu sozialisieren –, ohne eine Trennlinie ziehen zu können, denn der Tod ist Bestandteil des Lebens, des biologischen Lebens wie des gesellschaftlichen Lebens eines jeden einzelnen.
Der Tod blüht uns überall – in Form einer langweiligen Schulstunde, einer enttäuschten Liebe, einer strapaziösen Arbeit, eines strengen Polizisten, eines einfachen, unerfüllten Wunsches, eines zusammenhanglosen, fragmentarischen Lebens (Staatsbürger, Arzt, braver Familienvater, der hier lebt und dort arbeitet), in Form von toter Zeit... Der Tod vermischt sich jeden Tag mit unserem Leben, und offensichtlich trägt er schließlich auch den Sieg davon: er ist der Tod des Lebens. An diesem Punkt möchte ich das Problem der Krankheit anpacken: dort wo der Kampf gegen den Tod des Lebens stattfindet,

der jeden Tag von einer Gesellschaft ausgeschieden wird, die selber krank ist. Ich meine damit symbolisch krank – krank, weil sie den Sinn der Geburt, des Lebens und des Tods nicht mehr erkennen kann.
Wir stehen hier vor einem politischen Problem im weiteren Sinn, im Sinne des Bewußtwerdens und eines gemeinsam geführten Kampfes. Ich bin genauso betroffen bin wie jeder andere; und die Vorstellung von einer medizinischen Praxis, die auf diese oder jene Weise von diesem Weg abgeht, erscheint mir als trügerisch und verhängnisvoll.

Ein Kampf für das Leben

Vor dem Hintergrund dessen, was ich über den Kontakt mit dem Tod geschrieben habe, möchte ich nun über eine dem Leben zugewandte medizinische Praxis sprechen.
Das »Handwerk« des Arztes ist an und für sich schon sehr aufregend. Es ist wie ein Spiel: irgendein Körper stellt eine Frage, auf die man eine Antwort finden muß. Diagnose. Behandlung, Heilung (?). Da aber die Krankheit im Leben des Kranken eine bestimmte Bedeutung hat, kann das »Handwerk« nicht losgelöst vom Bereich dieses Lebens (dem sozialen Bereich) gesehen werden. Man kann für die Fragen des Körpers nur dann eine wirkliche und endgültige Lösung finden, wenn man dieses »soziale« Leben berücksichtigt, an dem der Körper teilhat.
Gleichgültig, ob er das »Soziale« akzeptiert, ob er dafür eintritt, ob er es denunziert oder zu ignorieren vorgibt, kein Arzt kann der Konfrontation mit dieser grundlegenden Tatsache der medizinischen Praxis ausweichen: die Medizin ist ein politisches Handwerk. Mehr oder weniger bewußt entscheidet sich der Arzt auch immer für eine Seite.
Daß wir uns recht verstehen, es dreht sich dabei nicht um die »Seite der Kranken«.
»Partei für die Kranken ergreifen« ist ein abgewracktes Klischee, das noch immer das gute Gewissen des ganzen Berufsstandes beruhigt. Hier steht aber die Frage an, ob es Aufgabe des Arztes ist, die Krankheit zu »verwalten« oder ob er im Gegenteil auf ihren subversiven Charakter eingehen soll. Im ersten Fall gehört man zum konservativen Lager, wie die Mehrheit der Ärzte, und zwar unabhängig davon, ob sie »Partei für den Kranken« ergreifen oder nicht. Im zweiten Fall gehört man zu den Kräften, die die Gesellschaft, ihre Wirtschaft und ihre Kultur in Frage stellen.
Dieser Sachverhalt steht in jedem Fall am Anfang des Weges, die Medizin politisch zu praktizieren, d.h. sie auf keinen Fall als eine von der Politik völlig getrennte Sache zu sehen. Ob im ärztlichen Sprechzimmer oder im Wartezimmer, in der Kneipe oder in anderen

ständigen und vorübergehenden öffentlichen Einrichtungen bis hin zur Straße – die Medizin, wie ich sie praktiziere, fügt sich logisch und unauflöslich in den breiten Rahmen eines gemeinsamen Kampfes und einer Politik, die sich für das Leben einsetzt. In diesem Buch sind die verschiedensten Aktionen angeführt, die deutlich den Sinn und die Auswirkungen dieser Politik zeigen. Man könnte deren Ziele folgendermaßen zusammenfassen:

Wir kämpfen für eine Welt, in der die Kreativität und der Körper eines Individuums nicht mehr zu einem passiven und isolierten Element der wirtschaftlichen und politischen Strukturen gemacht werden. Um dieses Ziel zu erreichen, wollen wir heute – schließlich leben und sterben wir auch in diesem Heute – an den Orten, an denen sich unser Leben abspielt, Entscheidungen über dieses Leben treffen, die eine Antwort auf die realen und sich tagtäglich stellenden Probleme geben.

Ich spreche von »uns«, da sich in Corbeil und anderswo viele von diesen Grundsätzen leiten lassen und ich Teil dieser Bewegung bin, die Wohngemeinschaften, Kinderläden, Alternativschulen, Kollektive von Benutzern und Mitgliedern verschiedener »Einrichtungen« u.a.m., umfaßt – egal welche Grenzen, Fehlschläge oder auch Anpassungstendenzen diese »Erfahrungen« mit einem alternativen Leben aufweisen mögen.
Aber es gibt auch eine Menge Hindernisse.
Zuerst einmal in uns selbst, wenn z. B. die erworbenen Denkstrukturen unsere schöpferische Phantasie unterdrücken. Schon bei der Diskussion um das Plakat »Wir sind Eure Wünsche« hat sich gezeigt, wie die »Grenzlinien« durch jeden einzelnen mitten hindurchgehen und wie die Uneindeutigkeit unserer Wünsche eine der wichtigsten Krankheitsursachen sein kann.
Und dann die äußeren Hindernisse, wenn die repressiven Institutionen in Erscheinung treten, um uns die »natürliche« Ordnung der Dinge ins Bewußtsein zu rufen: die Mühlen der Bürokratie, die Strukturen des Gesundheitswesens, Erzieher und andere Weltverbesserer sowie Karrieremacher aller Art.
Aber trotz allem existiert diese Bewegung und tritt schnell auf tausend verschiedene Arten in Erscheinung.
Ein Arzt hat in dieser Bewegung, an der er aus persönlichen Gründen irgendwie beteiligt sein mag, keineswegs eine besondere »Verantwortlichkeit«. Außerdem geht es auch ohne ihn. Denn der Kampf um das Leben ist nicht der persönliche Kampf von Ärzten, und man hat auch nicht abgewartet, daß sie ihn beginnen (vielmehr waren es z. B. die Frauen, die den Kampf gegen das Strafgesetz von 1920 aufgenommen haben).
Über Jean-Noel Cristianis Film »Das Schweigen der Organe« (einem Film über Ärzte, in dem ich meine eigene Rolle als Corbeiller Arzt

spiele), schrieb mir neulich ein Freund, der selbst Arzt mit »fortschrittlichen Ideen« ist: »... es gibt Augenblicke, in denen man sich ernst nehmen muß, oder zumindest so tun muß als ob ..., aber die gewöhnlichen Zuschauer, denen die Angst vor Krebs und Herzinfarkt im Nacken sitzt, werden auf diese Weise nicht davon überzeugt, daß man die Medizin verändern muß ...«
Bei diesem »so tun als ob« könnte ich vor Wut aus der Haut fahren, denn genau dies passiert ständig in der medizinischen Praxis. Obwohl sie den Erwartungen der meisten »Patienten« entspricht, will ich doch unbedingt mit dieser Haltung brechen, die Produkt einer äußerst zählebigen und raffinierten Kultur der Enteignung des Körpers und der Arbeitsteilung ist. Ich bemühe mich täglich um ein Teilen der Verantwortung, ein Teilen der Angst, die von einem Körper ausgeschieden wird, der hinfälliger wird oder sich zumindest verändert. Das wäre der zweite Weg, auf dem man eine »politische« Ebene erreichen und praktisch erfahren kann: Mit den Menschen die Verfügungsgewalt teilen, die sie über ihren Körper haben und die sie dem Arzt überlassen wollten, um sie ihnen schließlich wieder ganz zurückzugeben; das »so tun als ob« einer Gesellschaft des Spektakels und der Rollen kategorisch ablehnen; das Teilen sowohl in der Beziehung zu zweit (ärztliche Praxis) als auch in der kollektiven Beziehung (Wartezimmer, Straße, verschiedene Aktionen) realisieren; zusammengefaßt: teilen, sozialisieren, die Ideologie der »Sackgasse des Elends« kappen.
Indem ich bei Jean-Noel Cristianis Film mitmachte*, wollte ich eine innere Unruhe weitergeben und nicht etwa überzeugen oder Lösungen anbieten, die ich auch gar nicht habe. Der Arzt hat vor Krebs oder Herzinfarkt genauso Angst wie jeder andere; und mit der Medizin beschäftigt er sich aus demselben Grund wie jemand, der ins Wasser springt, weil er keinen Regen abbekommen will. Diese Angst teile ich jedoch mit den andern, mit denen ich zusammenlebe und die ich vielleicht auch behandle.
Ein Kampf für das Leben müßte naturgemäß eigentlich atmen. Er müßte so farbenfroh leuchten wie ein Strauß Feldblumen, ein buntes Fest der Phantasie, der Unternehmungslust, des befreiten Handelns und der Bestätigung unserer Fähigkeit zu leben.
Ganz so einfach ist es jedoch nicht; der »Kampf« sieht anders aus als unsere Ideen und Träume. Überschäumender Optimismus ist fehl am Platz, wenn man es mit den Kräften des Todes zu tun hat, die uns von innen und von außen bedrohen.
Kämpfen für das Leben – das atmet, aber manchmal kann es auch ersticken. Als Beispiel diese Geschichte einer Versammlung: Zusammen mit befreundeten Corbeiller Ärzten hatten wir vor zwei Jahren

* Natürlich war meine Teilnahme an dem Film auch durch die Lust am Spiel und am Abenteuer motiviert – das Recht, frei zu atmen, das ich für andere fordere, beanspruche ich auch für mich.

einige Patienten, die in den Fabriken und Büros der Stadt arbeiteten, zu einem kleineren Treffen in das städtische Gesundheitszentrum eingeladen. Wir wollten über die Gesundheit am Arbeitsplatz sprechen und unsere Erfahrungen austauschen. Und wir wollten für solche Informationen, die die Arbeiter wie die sie individuell behandlenden Ärzten zusammentragen konnten, ein Dokumentationszentrum einrichten. Die Ärzte wollten damit zweierlei erreichen: zum einen der Gruppe die wesentlichen Probleme vermitteln, die einzelne in der Arztpraxis immer wieder zur Sprache bringen, die aber nur durch kollektives Handeln angegangen werden können, zum andern der Gruppe Informationen liefern, die dem Arzt eine wirksame Behandlung der einzelnen Fälle ermöglichen. Um zügig zu Ergebnissen zu kommen, hatten wir auch die offiziellen Vertreter der Stadtverwaltung und der Gewerkschaften eingeladen. Damit hatten wir uns aber gründlich über die Gesundheit der »Politik« geirrt.

Ungefähr eine Stunde lang nahm die Versammlung einen ziemlich interessanten Verlauf. Viele der Anwesenden redeten, trugen detaillierte Informationen bei und stellten ihre Überlegungen an. Dann schaltete sich der Vertreter der C.G.T. (der kommunistisch orientierten Gewerkschaft) ein und ermahnte uns mit ausgedehnten Argumenten, die »normalen« Wege zwischenberuflicher Beziehungen zu beschreiten (Gewerkschaften, Ärztekammern, Stadtrat); abschließend verwies er jeden auf seine gewerkschaftlichen oder sonstigen Betätigungsmöglichkeiten oder auch auf seine geliebten Studien (medizinische Fortbildung im Anschluß an die Universität).

Er ließ ganz deutlich wissen, daß er »nur bei denjenigen Widerspruch erregen könnte, die die gesellschaftlichen Strukturen ablehnten«, und damit hat er dann auch die Versammlung gesprengt – unfähig, ein spontanes Unternehmen zur Kenntnis zu nehmen und seine politische Strategie danach auszurichten oder sogar durch dieses neue Element zu ergänzen. An diesem Abend hat er gewonnen (?), die Anwesenden verschwanden wortlos. Aber nur an diesem Abend ...

Die Unruhe des »offiziellen Vertreters« ist erklärlich. Für ihn war es sicher schwieriger, auf das Problem einzugehen (das offensichtlich Sachverständige erforderte) als auf die Leute. Was für Leute sind das überhaupt? Die Tatsache, daß sie hier sind und nicht in ihren jeweiligen Organisationen, kann nur bedeuten, daß sie »gesellschaftliche Randgruppen« oder »Asoziale« sind. Auf jeden Fall »passen sie nicht in mein Schema, da mache ich nicht mit«.

Der Gewerkschaftsvertreter hat »seine« Realität eben fest im Kopf. Und seien wir gerecht: wir sind auch wirklich sehr schwer einzuordnen. Unsere politische Praxis paßt schlecht zu dem ihm vertrauten Schema, das die Leute so oder so einsortiert. Aus seiner Sicht ist unsere Praxis anormal und macht sich in gefährlichem Maße auf Kosten seiner »normalen« Politik breit, droht den geregelten Ablauf seiner Programme zu stören.

Was wird aus der »Politik«, wenn sie nicht mehr die Begegnung qualifizierter Vertreter dieser oder jener Organisationen ist, die sich an den dafür vorgesehenen Orten am grünen Tisch zusammensetzen. Ihm wird schwindlig.
Man muß zugeben, daß die Existenz von »unabhängigen Aktivisten« für ihn verwirrend, ja sogar bedrohlich ist – mit uns ist kein Gipfeltreffen möglich, da wir nur uns selbst vertreten: wir sind »die Basis«.
Gleichzeitig kann man ohne uns nichts Richtiges zustande kriegen, da wir alles in allem doch verdammt repräsentativ sind: wir sind »die Massen«. Wir arbeiten, reden, sind durch das tägliche Leben engstens verbunden, wir haben sogar Ideen, die Leute auf die Beine bringen ..., kurz: wir existieren.
Im November und Dezember 1975 haben ungefähr 30 Einwohner von Corbeil eine ganze Nummer der Zeitschrift *Tankonalasanté** zusammengestellt, von der 500 Exemplare in der Stadt und der näheren Umgebung verkauft wurden. Der Leitartikel, in dem wir uns vorstellten, sah so aus:

> Wir ...
> Wir, Arbeiter, Handwerker, Lehrer und Profs, Ärzte ... Wir wollen nicht als Idioten sterben, die durch die Mühle des Alltags und die fälligen monatlichen Wechsel fertiggemacht worden sind. Wir, Kranke oder künftig Kranke, psychisch oder somatisch Kranke, wollen lernen, wie man miteinander redet, wie man redet und zum Reden bringt.
> Diese Nummer von *Tankonalasanté* wurde von Leuten aus Corbeil gemacht. Aber sie ist hier wie anderswo für alle interessant. Sie umfaßt offensichtlich nicht die ganze Realität von Corbeil: in ihr sind nur einige wenige vertreten, die gerade zu diesem Zeitpunkt sich mitteilen, erzählen oder sprechen wollten.
> Menschen und Stimmen, die in der lokalen, der sogenannten »Informationspresse« keinen Platz finden ...
> Menschen und Stimmen, die dennoch vorhanden sind und sich durch Worte und Taten außerhalb des Rahmens der traditionellen und anerkannten »linken« Organisationen ausdrücken ...
> Menschen und Stimmen, die in gewisser Weise für viele, und ein bißchen auch für jeden einzelnen Corbeiller repräsentativ sind.

Dann folgte ein theoretischer Exkurs:

* Ich habe in diesem Buch kaum die Gruppe um die Zeitung *Tankonalasanté* erwähnt, der ich auch angehöre. Die Erfahrungen, die ich dieser Gruppe verdanke, ihre Existenz auf praktischem wie theoretischem Gebiet, spielten eine wesentliche Rolle bei allem was in diesem Buch beschrieben ist.

Die Ideologie, die in unsern Köpfen steckt, ist die sogenannte »bürgerliche« Ideologie, d.h. die der Arbeit und der Produktion, der Konkurrenz und des Wettbewerbs (auch des sportlichen Wettbewerbs), der Macht über die andern, der Zukunftgläubigkeit (eine Zukunft, die natürlich immer besser ist), der Hierarchie (auch der Gehälter), der Familie, des Vaterlands usw. ... und, um all dies zu garantieren, die Ideologie der Unterdrückung unserer widersprüchlichen Wünsche.
Es gibt keine Gegenideologie: es gibt nur ein Unbehagen, einen Widerstand, der sich aus der wirtschaftlichen und politischen Krise der bürgerlichen Gesellschaft heraus entwickelt. Man darf nicht vergessen (die verschiedenen Texte werden das noch zeigen), daß dieser Widerstand von Menschen kommt – von uns –, die in ihrem täglichen Leben von der sie umgebenden Ideologie ständig zu Kompromissen gezwungen werden: zu produzieren, pünktlich zu sein, die Karte stempeln zu lassen, ein Programm zu haben (in der Schule nennt sich das ein »Stundenplan«), Steuern und andere Abgaben zu zahlen, ein Postscheckkonto oder ein Bankkonto zu führen, ein Auto zu haben usw.

Da ein Stück in der Mitte fehlt, hier noch der Schluß:

Wir stehen unter dem Druck sozio-ökonomischer Verpflichtungen und Konventionen, und im allgemeinen beugt sich auch jeder den Forderungen dieser Gesellschaft, indem er seine Sehnsucht nach einem anderen Leben in sein tiefstes Unterbewußtsein verdrängt. Und trotzdem kann diese Sehnsucht, die sich der erstickenden Routine der Gesellschaft des »Fortschritts« und der Waren, des Wettbewerbs und der Hierarchie, der Verleugnung des Körpers, der fälligen Wechsel usw. entgegenstellt, jederzeit wieder aufbrechen.
Nicht nur in Corbeil wächst diese Opposition, entwickelt neue Vorstellungen, meldet sich zu Wort und geht zur Aktion über. Subversive Bestrebungen aller Art untergraben die alte, erstickende Welt des Kapitals, der Macht und des Spektakels. Wir reden, wir sagen manchmal auch widersprüchliche Dinge, aber wir reden und sind in Bewegung geraten, weil wir kommunizieren (und auf Fernkommunikation mehr oder weniger verzichten), und eines ist sicher: man wird uns kaum durch kluge politisch-psychiatrische Argumente oder die normaler Unterdrückung mittels »Legalität« oder »Verantwortungsgefühl« zum Schweigen bringen.
Wir sind nicht »verantwortungsvoll«, wir versuchen zu leben. Wir kommen nicht mit Beitrittserklärungen, wir wollen einfach SEIN und PROVOZIEREN.

Dieser Text zeigt uns als das, was wir sind: normale Menschen, die leben und die man nicht einfach ignorieren kann. Wir sind keine »Asozialen«, wir sind nicht gegen die Strukturen: wir sind nur gegen das, was uns in diesen Strukturen zu bloßen Objekten macht.
Wir sind für die Bewegung und das Leben – gegen einseitige Beziehungen, gegen die Systematisierung durch hierarchische Pyramiden, durch die man die Menschen in aktive verantwortliche Wesen und in passive Abnehmer unterteilt, so daß man nur die Wahl hat, für immer Hammer oder Amboß zu sein.
Wir setzen uns gegen Strukturen zur Wehr, die so kalt und streng sind wie riesige Friedhöfe und die doch nur ein bürokratisches Wunschbild darstellen.
Das Konzept einer »strukturierten Gesellschaft«, von dem bei unserer Versammlung der »offizielle Vertreter« (der C.G.T.) ausging, ist ganz und gar einengend, krankhaft und krankmachend, d.h. schlicht »unmöglich« ... Es beruht auf einer starren und paranoiden Auffassung von Macht.
Um zu handeln, braucht man sich überhaupt keinen Platz innerhalb der hierarchischen Strukturen zu sichern. Man kann sich zwar darum bemühen, aber es ist ein Spiel wie jedes andere, auf das man auch verzichten kann.
Der Gedanke, der solchen »Zwängen« zugrunde liegt, wird mit allen Mitteln aufrecht erhalten: »glänzende Karriere«, »Erfolg haben«, »es schaffen«. Aber man weiß, daß das Versprechungen für Dumme sind, Versprechungen einer rigiden, blutarmen, kalt machenden, kranken Gesellschaft, in der die Individuen nur Objekte für die Fabriken, die Büros, die Politik ... und für die Medizin sind (sogar wenn sie die Macht haben, denn die gilt es dann zu erhalten). Aber die Individuen setzen sich zur Wehr, und durch Kämpfen gewinnen sie die Kontrolle über ihren Körper, ihr Leben und ihre Lebensbedingungen, ob mit oder ohne Hilfe der »Strukturen« – und wenn es sein muß, auch gegen sie.
– Wenn 150 Personen zusammenkommen, um den Film »Parole de Femme« zu sehen oder um im Entbindungsheim von Les Lilas über die sogenannte »schmerzfreie« Geburt zu diskutieren, besitzen sie eine gewisse Macht: z.B. können sie die ärztliche Belegschaft der Säuglingsstation des Krankenhauses zwingen, sich über ihre Praxis Gedanken zu machen und womöglich auch einige Änderungen einzuführen.
– Wenn eine Frauengruppe nach einem folgenschweren »Schnitzer« sich selbst des Problems der Empfängnisverhütung annimmt und die Ärzte zu einer Stellungnahme auffordert, dann übt sie auf diese Ärzte beträchtlichen Druck aus (auch auf diejenigen mit den besten Absichten).
– Wenn das dreisprachige Flugblatt »Laßt Euch nicht den Magen herausschneiden« verbreitet wird (vgl. dazu das nächste Kapitel), so

wird dadurch eine heilsame Kontrolle über die Exzesse der Chirurgie und der Medizin im allgemeinen ausgeübt.
– Wenn wir Plakate kleben, auf denen wir uns für die Schaffung von »Grünflächen« in Montconseil einsetzen, tragen wir dazu bei, daß sich das Umgehen mit Problemen der Gesundheit verändert und daß daraufhin vielleicht sogar die Pläne geändert werden.
Wohlgemerkt, all das, was die Macht der Massen, der Straße ausmacht, gerät gar nicht unbedingt in Konflikt mit den »sozialen Strukturen«. Zu einem Konflikt kommt es nur, wenn diese sich als tödliche erweisen.
»Die Politik« am Ende.
Ein politischer Anfang.
Welche Ergebnisse können Sie vorweisen?
Das ist es, was unsere Gesellschaft und Technik und der Wissenschaft erwartet: Zahlen, eine Antwort.
Aber schon die Frage beruht auf einer Illusion, die im Arzt den Hirten seiner Schafe sieht.
Sicher, indem die Leute die Verantwortung selbst auf sich nehmen, führt mein Vorgehen zu einer tatsächlichen Verringerung des medizinischen »Konsums«. Aber vergessen wir nicht die Veränderungen, die nicht nur bei mir, sondern auch bei den Leuten vor sich gehen. In Wirklichkeit ändert sich die Nachfrage, und diese Änderung vollzieht sich unter beiderseitigem Druck und Gegendruck zwischen Arzt und Nachfragern.
Niemand kann die kulturelle, wirtschaftliche und politische Krise der Gesellschaft, in der wir leben, mit allen Konsequenzen abschätzen. Aus dieser Krise entspringen kritische Bestrebungen, Versuchungen und Versuche, anders zu leben; was die Medizin betrifft: eine veränderte »Nachfrage« und natürlich auch ein verändertes »Angebot«. Die Veränderungen werden durch die Rückkoppelung bewirkt, die zwischen Angebot und Nachfrage besteht. Man darf jedoch nicht vergessen, daß beides unabhängig voneinander nicht existieren könnte. Über diesen Punkt sind bis heute die meisten der verkalkten »offiziellen Vertreter« gestolpert.
Aus ihm resultiert auch der unglückselige Kalkulationsfehler der Ärztekammer, die mich wegen des Flugblatts über die Sexualität verurteilt hatte, weil sie unfähig war, sich in einem Arzt, der nicht der Norm entsprach, etwas anderes als einen »Rädelsführer» vorzustellen. Die Ankläger und Geschworenen des Standesgerichts klammerten sich nämlich krampfhaft an ihre anachronistische Auffassung von der »Macht des Arztes» innerhalb einer verknöcherten und durch ihre hierarchischen Strukturen gestützten Gesellschaft. Für die Ärztekammer ist die Vorstellung unmöglich, die Menschen könnten nicht unter dem »Einfluß« des Arztes stehen, sondern im Gegenteil durch den Arzt lediglich ihre tiefsten menschlichen Bedürfnisse ausgedrückt sehen.

8. *Macht und Gewalt*

Gegen Ende des Winters kam an einem Samstagnachmittag ein Sechzehnjähriger in meine Sprechstunde. Er wollte ein Attest haben, das ihn für eine Woche vom Schulbesuch befreite.
Er sah ziemlich schlecht aus, bleich, den Tränen nahe, er wollte auch nicht mit seinen Eltern reden, »um ihnen keinen Kummer zu machen«, er wußte nicht genau, was er eigentlich wollte: von der Schule abgehen oder durchhalten.
Was soll man in einer solchen Angelegenheit machen? Kann man sich neutral verhalten?
An diesem Nachmittag waren wir zufällig ungefähr zehn Leute im Wartezimmer, und wir haben gemeinsam darüber diskutiert. Die Beratung bestand in einem anderthalbstündigen Meinungsaustausch, an dem sich alle beteiligten, dem Schüler Fragen stellten und von den eigenen Schwierigkeiten erzählten, auf der Schule oder sonstwo.
Das Ergebnis: der Schüler hat acht Tage geschwänzt, um sich über alles klar zu werden. Natürlich mußte ich das »ärztliche« Attest unterschreiben.
»Die Macht des Arztes«, sagte jemand; aber ich glaube nicht, daß man das so einfach sagen kann.
Wer hatte in diesem Fall die Entscheidungsgewalt? Eigentlich niemand in dieser Versammlung. Die Macht lag woanders. Das Wartezimmer war mehr oder weniger ein Ort des Widerstands gegen die Gewalt und die Macht der Arbeitsideologie, von der wir alle durchdrungen sind. Und zugleich ein Ort, wo eine andere Macht entstand und sich entwickelte: die Macht derjenigen, die von der Medizin Gebrauch machten ... und von ihrer eigenen Lernfähigkeit.

Die Gewalt

Manchmal beunruhigt mich der Gedanke an die Macht und die Gewalt, die ich über die Leute habe, wenn ich mich in ihr Leben einmische. Die einfache Antwort auf die Forderungen des Kranken besteht auch nur darin, daß man ihn wieder in den »normalen« Kreislauf eingliedert, ohne dessen »Normalität« in Frage zu stellen.
Wenn jemand behandelt werden will, gehe ich auch darauf ein: ich verschreibe ihm Medikamente und eventuell auch zur Erholung einen Krankheitsurlaub. Wenn ich ihn aber auf die Mißstimmigkeiten

in seinem Leben hinweise, auf die eigene Verantwortung für seine Krankheit, die ich nicht völlig übernehmen will, dann löse ich bei ihm ein Unwohlsein aus: ich tue ihm Gewalt an.
Und wenn ich an einer Initiative teilnehme (Flugblätter, Versammlungen), die manchen helfen, anderen aber weh tun kann, dann ist das erst recht der Fall.
Viele »verehren« im Arzt noch immer den Apostel der Gewaltlosigkeit. Es ist Mitternacht, Doktor Schweitzer.
Der Arzt, wie er ungeschützt im Kugelhagel über die Schlachtfelder schreitet. Der Arzt, wie er ernst und gütig die Hand auf eine fiebernde Stirn legt und die Schmerzen lindert. Dupuytren*, wie er den Versaillern den Eingang des Krankenhauses versperrt: »Hier sind nur Kranke.«
Rührende Bilder: die Medizin widersetzt sich der Gewalt; sie lindert Schmerzen, verschafft Erleichterung, heilt; sie ist neutral und will stets nur das Beste.
Schöne, trügerische Bilder.
Krankheit ist Gewalt. Gewöhnlich wird sie von der Umgebung des Kranken oder vom Arzt als Aggression empfunden. »Dauernd kommt es mir mit seinen Halsschmerzen«, sagt die Mutter über ihr Kind. »Was haben die Leute bloß, warum sind sie immer alle krank?« sagt der Arzt, wenn seine Praxis überlaufen ist oder wenn er nachts durch einen Notruf geweckt wird.
Die Krankheit stellt auf mehr oder weniger gewaltsame Weise unsere »Lebensbedingungen« und unsere Reaktionen darauf in Frage.
Alkoholismus, Nikotinsucht und andere Drogen, Selbstmord und Magengeschwüre, Herz- und Kreislauferkrankungen usw. sind doch nichts anderes als offene Wunden am Körper einer unerträglichen Gesellschaft. Die Krankheit spricht mit ihrer reaktiven Gewaltsamkeit das Urteil über ein sozio-ökonomisches Umfeld, das Körper und Geist in genau demselben Maße Gewalt antut: die Bleivergiftungen der Arbeiter von Penarroya, ein Arbeitstempo, das durchgehalten werden muß, ein verrücktes System sexueller Stimulation und Unterdrückung, ein Frühjahr, das mit konkurrenzhaftem Büffeln für die Versetzung in die nächste Klasse draufgeht, alle möglichen administrativen Zwänge ...
Indem sie die Krankheit zum Schweigen bringt, ist die Medizin selbst Gewalt oder Handlanger der gesellschaftlichen Gewalt.
Diese Gewaltsamkeit liegt offen zutage, wenn der Arzt sich weigert, einer Frau bei der Schwangerschaftsunterbrechung zu helfen oder wenn er einen Kranken als »Querulanten« oder als »Schwarzseher« bezeichnet. Aber auch wenn er systematisch Antibiotika verschreibt oder leichtfertig Mandeln und Blinddarm, Magen und Uterus entfernt. Die Medizin ist eine Form von Gewalt. Aber meistens wollen

* Baron *Guillaume Dupuytren* (1777—1835) war Leibarzt von König Ludwig XVIII. (d. Ü.).

das weder der Arzt noch der Kranke wahrhaben. Das System läuft wie geschmiert. »Wenn du nicht brav bist, verpaßt dir der Arzt eine Spritze.«
So also sieht unsere Welt aus; aber die täglich erfahrene Gewalt bringt uns schließlich dazu, uns zu wehren – es sei denn, die täglichen Prügel sind uns lieber.
Vor ein paar Jahren küßten sich auf dem Schulhof des Gymnasiums zwei Halbwüchsige in der Sonne: Frühlingserwachen. Sie werden bestraft, ein plötzlicher Wintereinbruch, administrative Gewalt. Es ist verboten, sich auf dem Schulhof zu küssen.
An einem sonnigen Tag erfolgt der Gegenangriff: zu Schulbeginn wird ein Flugblatt verteilt, das ich mitverfaßt habe. Die Eltern der Schüler erstatten eine Anzeige gegen Unbekannt wegen »Verletzung der guten Sitten«. Das Flugblatt flattert durch das ganze Land, von Gymnasium zu Gymnasium. Beschuldigungen; Lehrer werden versetzt oder aus dem Schuldienst entlassen; mir wird für ein Jahr verboten, meine Praxis auszuüben; Versammlungen, Protestkundgebungen auf der Straße.
Die Disziplinarstrafen der Ärztekammer und anderer akademischer Instanzen rufen uns zur Ordnung. Macht gegen Macht. Gewalt gegen Gewalt: Das ist ganz normal, auf diese Art und Weise atmet und entwickelt sich unsere Gesellschaft.

> Gegen Ende des letzten Jahres kommt Herr A., ein 28jähriger algerischer Arbeiter, in meine Sprechstunde, um sich seinen Krankheitsurlaub verlängern zu lassen. Ich sehe ihn an diesem Tag zum ersten Mal: der Chirurg eines Krankenhauses hatte zwei Drittel seines Magens entfernt, und er verließ die Klinik mit einem Attest für einen Monat Erholungsurlaub und einer ziemlich einfachen Anweisung, in Zukunft täglich fünf Mahlzeiten einzunehmen. Das ist sehr praktisch, wenn man in einer Fabrik arbeitet! Da die Arbeit von Herrn A. als Lagerarbeiter ziemlich anstrengend ist und ihm das übriggebliebene Drittel seines Magens natürlich noch Schmerzen verursacht, möchte er sich noch etwas ausruhen, bevor er wieder zu arbeiten anfängt. Im Krankenhaus hatte man ihm gesagt, er solle den Arzt seines Viertels aufsuchen. Ich verlängerte sein Attest und frage nach den Unterlagen seiner Operation.
> Das Resultat war wie erwartet: wegen Ulcus Magenresektion zu $^{2}/_{3}$. Der Gipfel aber ist: keine ärztliche Behandlung war vorausgegangen!

Solche Geschichten machen mich rasend. Das kommt ja nicht zum ersten Mal vor; schon gar nicht bei Gastarbeitern, denn die Franzosen können sich normalerweise besser wehren, da ihnen Kultur und Sprache vertraut sind. Das psychosomatische Krankheitsbild von

Magengeschichten bei Arbeitsimmigranten ist jedoch zur Genüge bekannt, zu diesem Thema gab es in unseren Vereinigungen und Fachzeitschriften »Symposien«, »Referate« und Artikel! Was folgt daraus? Ich bin wütend und spreche mit Herrn A. und mit anderen darüber. Wir versuchen uns zu verständigen und gehen den Dingen auf den Grund: Heimweh, Arbeit, ein unglückliches Sexualleben, die afrikanische Kultur, die Sprache, all das kommt zur Sprache.
Die Magenkrämpfe sind der Aufschrei seines Körpers angesichts seiner unglücklichen Existenz. Die Antwort der Medizin: sie schneidet ihm seinen Magen raus. Das kann doch nicht wahr sein! Wenn ihm das nicht reicht, kann er Asthmatiker werden oder ein chronischer »Schwarzseher« oder nach Hause gehen. Ein junger Mann von 28 Jahren, für den Rest seines Lebens behindert!
Und das soll keine Gewalt sein! ...
Wir trauen uns nicht, das Krankenhaus in Brand zu stecken oder eine Klage einzureichen, also beschränken wir uns auf ein Minimum, um unserm Ärger Luft zu machen: wir verfassen ein dreisprachiges Flugblatt, um weitere solche Fälle zu vermeiden, und verteilen es an die Haushalte, in Fabriken und am Sonntag auf dem Markt.

LASST EUCH NICHT DEN MAGEN RAUSSCHNEIDEN

– eine Geschichte, die nur zu häufig passiert:
Man hat Magenschmerzen. Man geht zu einem Chirurgen ins Hospital oder ins Krankenhaus. Er schneidet den Magen raus. Man hat aber immer noch Schmerzen an derselben Stelle oder anderswo. Wehren wir uns!
– Man weiß heutzutage, daß ein Magengeschwür oder eine einfache Gastritis (Magenkatarrh) selbst bei einem empfindlichen Magen keine »Krankheiten« sind, die zufällig auftreten. Sie treten unter bestimmten Umständen auf, die gleichzeitig auch ihre wichtigsten Ursachen sind:
Man ißt schlecht, man schläft schlecht, man hat viele Sorgen (Schwierigkeiten mit den Kindern, mit seinem Mann, seiner Frau, emotionelle, sexuelle, berufliche Schwierigkeiten; »Heimweh«, was die Gastarbeiter betrifft), man hat unmögliche Arbeitsbedingungen (Schichtarbeit, vorgeschriebenes Arbeitstempo, Überstunden), man macht nicht die Arbeit, die man machen möchte, man hat Sorgen wegen der Zukunft (Gefahr für den Arbeitsplatz, Verschuldung), und aus einem oder mehreren dieser Gründe trinkt und raucht man dann zuviel. Hat man dann z.B. Magenschmerzen, so glaubt man vielleicht, durch das Wegoperieren des Magens würde alles wieder in Ordnung kommen.
Der Magen ist jedoch zur Verdauung unserer Nahrung da. Wenn man ihn herausschneidet, fehlt er offensichtlich, und

das führt dann – abgesehen von einer ziemlich empfindlichen Störung des Gleichgewichts in unserem Verdauungssystem – zu einer noch größeren Anfälligkeit und zu weiteren Schmerzen und Beschwerden: eine neue Entzündung oder ein neues Geschwür an der Operationsnarbe, Verdauungsstörungen, Entzündungen im Verdauungstrakt, Funktionsstörungen der Leber, Abmagern, Schwächung des gesamten Organismus und der Widerstandskraft bei Infektionen, etc. ... Und das um so mehr, als die wirklichen Ursachen auf kultureller, psychologischer, gesellschaftlicher, wirtschaftlicher und politischer Ebene nicht beseitigt werden.
Sicher ist es manchmal sehr schwierig, diese wirklichen Ursachen anzugehen, da wir meistens allein sind mit unseren Schmerzen. Man denkt also zuerst einmal an den Chirurgen: eine einfache Lösung, die man für »wissenschaftlich erprobt« hält. Manche denken auch, mit dem Geschwür werde das eigentliche »Übel« beseitigt, aber in Wirklichkeit entfernt man mit dem Geschwür den Magen und nicht das »Grundübel« (in diesem »Grundübel« liegt die eigentliche Krankheitsursache).
– Auf die Chirurgie sollte man zuallerletzt kommen, denn wie das Beispiel oben zeigt, ist ein chirurgischer Eingriff äußerst fragwürdig: er ist keine Lösung, die eine Heilung einleitet. Man ist Zeit seines Lebens behindert, muß sich ständig ärztlich untersuchen und behandeln lassen, weil der Chirurg nicht das wirkliche »Übel« beseitigt, sondern im Gegenteil nur das Gleichgewicht unseres Organismus durcheinander gebracht hat.
– Wenn Sie Magengeschwüre haben, sprechen Sie zuerst mal mit Ihren Freunden darüber; sie werden feststellen, daß Sie nicht allein dastehen, und Sie können sich gemeinsam darüber Gedanken machen. Versuchen Sie zuerst zu verstehen, warum Sie Schmerzen haben: hat sich in Ihrem Leben etwas verändert? Ist etwas plötzlich oder allmählich unerträglich geworden?
Wenn Sie einen Arzt aufsuchen, können Sie ihn fragen, was er von diesem Text hält. Sie sollten jedoch auf jeden Fall darauf bestehen, daß er mit Ihnen redet und Erklärungen sucht (man muß sich Zeit nehmen, um die wirklichen Ursachen herauszufinden) und daß er Sie medikamentös behandelt (Ruhe und Medikamente, von denen ziemlich viele ganz gut sind; und selbst wenn sie nicht die eigentlichen Ursachen beheben können, so lassen sie Ihnen wenigstens Ihren Magen!). Lassen Sie sich nicht einfach zum Chirurgen schicken, und gehen Sie vor allem nicht direkt zu ihm.

LASSEN WIR NICHT ALLES MIT UNS MACHEN.
VERTEIDIGEN WIR UNSEREN KÖRPER.

Gewalt.
»Aber was passiert«, fragte mich ein befreundeter Arzt, »wenn jemand einen sehr schweren Ulcus hat? Er wird sich weigern, sich operieren zu lassen! Du übernimmst da eine große Verantwortung!« Die scheinheiligen Reden des verantwortungsbewußten Gelehrten helfen nur das Verbrechen geheimzuhalten. Mitternacht ist auch die Stunde des Verbrechens, Doktor Schweitzer!
Wenn sich die Nutznießer der ärztlichen Macht bewußt werden, daß sie auch deren Opfer sind, kann man ihnen immer noch im Namen von Parolen wie »Wissen mit Gewissen« oder »Sinn für Verantwortung« zur Mäßigung und zum Abwägen raten ...
Wer Gewalt sät oder säen läßt, kann nicht erwarten, daß in seinem Garten Gänseblümchen wachsen.
Die Medizin entgeht nicht den Gesetzen der Geschichte: Geschichte entsteht nicht aus einem komplizierten Evolutionsprozeß, sondern aus Konflikten, Widersprüchen und Kämpfen.
Wir haben gesehen, wie die Krankheit nachdrücklich die Frage nach dem Glück gestellt hat: die Krankheit ist eine Waffe im Arsenal der Geschichte. Es regt sich etwas in den tieferen Regionen des somatischen und psychischen Elends! Es regt sich was in den Körpern! Indem die »Kunden« der Medizin anfangen, ihren Körper wieder in Besitz zu nehmen, wird das eingeengte Konzept einer defensiven »Sozialen Sicherheit« äußerst fragwürdig.
Die Frauen führen einen großangelegten Kampf um ihr Recht, eine unerwünschte Schwangerschaft zu unterbrechen, die schwangeren Frauen sind nicht mehr bloße Objekte der Geburtshilfe, junge Arbeiter und Schüler beschäftigen sich mit der Frage nach der Sexualität, nach dem sexuellen Glück und kämpfen auch dafür; soziale Forderungen richten sich gegen Vergiftungen der Umwelt, die keine Gehaltserhöhung akzeptabel machen kann ... An all diesen Kämpfen beteiligen sich auch einige Ärzte, denn für sie verlieren die Wissenschaft, das Geld oder die »Macht« ihre Anziehungs- und Beschwichtigungskraft, sobald eine Idee, die während der langen Jahre der »Ausbildung« in Vergessenheit geraten ist, in einem Augenblick des Zweifels wieder auftaucht: die Idee des »Heilens«.

Macht und Ohnmacht des Arztes

Von einem Geburtshelfer bekam ich diesen unglaublichen Brief, der eine meiner Patientinnen betraf:

> Sehr geehrter Herr Kollege,
> ich danke Ihnen für die freundliche Überweisung Ihrer Patientin, Frau A., eine zwanzigjährige Erstgebärende, die am 28. 9. 76 einen gesunden Knaben von 2300 Gramm und 46 cm

entbunden hat. Wegen der ungenügenden Mitarbeit der Mutter war es notwendig, die Geburt in Vollnarkose instrumentell zu beenden.
Der weitere Verlauf war ohne Befund.
Angesichts seines Untergewichts habe ich vorgezogen, den Säugling in das zentrale Krankenhaus zu überweisen, wo seine Aufzucht keine weiteren Probleme aufwerfen dürfte.
Ich danke Ihnen für Ihr Vertrauen und verbleibe mit kollegialen Grüßen ...

Man muß sich das vorstellen! Und sowas auch noch zu Papier zu bringen!
Das Auskosten des gleitenden Übergangs vom Wissen zur Macht, zum Befund und zu den therapeutischen Maßnahmen.
Besitzergreifen von Körpern. Gewalt. Macht.
Ich zitiere diese groteske und repressive »Entgleisung« aus dem ärztlichen Schriftwechsel nur, um die bitter ernste Debatte etwas aufzuheitern, die nun schon seit einigen Jahren öffentlich geführt wird.
Der Wunsch richtig zu behandeln, wenn nicht zu heilen, hat die Realität des Individuums ins Blickfeld gerückt, die man nicht beiseite lassen darf: seine gesellschaftliche Realität. Auf seinem Weg zur »Kunst des Behandelns« hat der Arzt in seinem Arbeitsgebiet mit einer ganzen Reihe von Menschen zu tun:
– Zunächst mit anderen Fachkräften im Dienste der Gesundheit: das »ärztliche Hilfspersonal«, wie man es inzwischen nicht mehr zu nennen wagt, also Hebammen, Sozialarbeiter, Sonderpädagogen, Psychologen, Leute, die helfen und sich in der Hierarchie ganz unten einordnen durften, zugleich aber auch Leute, die zu Konkurrenten in der Kunst des Heilens wurden;
– sodann mit der Umgebung des Kranken, mit Verwandten und Freunden, die ebenfalls ihre eigenen Ansichten beisteuerten, da sie den Kranken ja »kannten«;
– schließlich mit dem Kranken selbst, der sich nicht mehr mit dem Satz begnügt: »Sie sind der Arzt!«.
Während also der Einflußbereich und damit auch die Macht des Arztes deutlich anwuchsen, wurde diese Macht zugleich auch geteilt und in Frage gestellt; zumindest aber kam sie ins Gerede.
Die Anforderungen an die »Befähigung zu heilen« nehmen angesichts des Gesamtproblems der »Krankheit« zu. Genau deshalb löst sich aber auch die expansive Macht des Arztes in der Macht »der anderen« auf; im Bereich der Gesundheitsvorsorge tritt man sich allmählich schon auf die Zehen, und in jedem Fall beginnt man die »Macht des Arztes« in Zweifel zu ziehen. Und das um so stärker und um so aggressiver, je deutlicher man sieht, daß diese Macht nicht oder kaum existiert und daß sie schon gar nicht ausreicht, uns zu beruhigen.

Denn schließlich hätten wir es doch gern, wenn die Medizin angesichts unserer Ängste eine gewisse Macht hätte: die Macht, den Tod zu besiegen. Statt dessen haben wir zur Kenntnis zu nehmen, daß sie nur die Macht hat, über den Tod hinwegzutäuschen. Der Tod läuft uns doch Tag für Tag über den Weg: schlechte Schulnoten, Arbeitstempo und Arbeitslosigkeit, Unfälle am Wochenende, Ölpest und Industrieabfälle im Meer, die Atombombe und der Beton der Wohnblöcke. Wenn sich nun nach der Religion auch noch die Medizin für bankrott erklärt, bleibt uns nichts mehr übrig, als mit unserem Körper und mit unserer Angst zu leben, uns also mit unserer Wirklichkeit auseinanderzusetzen. Sich drücken geht nicht mehr!
Wäre es vielleicht besser, wenn die Beteiligten, Herr und Frau jedermann, nichts davon erführen?
Film, Fernsehen, Zeitungen, öffentliche Debatten im Bereich des Gesundheitswesens: man weiß doch Bescheid, und allen wird auch immer klarer, daß die Medizin – nicht anders als ihr eigenes Leben – in einer Krise steckt.
Diese eherne Sphinx, die über das wüste Land unserer Ängste zu wachen schien, war nur ein Trugbild. Mit ihrer Wissenschaft und ihrer festen und unbeirrbaren Moral flößte sie uns Vertrauen ein, und doch war sie nur Opium, das unsere eigene Wachsamkeit ersetzte. Und jetzt sieht sich der Arzt auf einmal mit einer anderen Seite seiner gesellschaftlichen Wirklichkeit konfrontiert: mit seiner Machtlosigkeit.
Jede Illusion über die Macht des Arztes bricht in sich zusammen, wenn man sieht, wie sich heute die Ärzteschaft über die verschiedensten Probleme streitet und entzweit, etwa über Schwangerschaftsunterbrechungen, »schmerzlose« Geburt, Kontrolle der Krankschreibungen durch die Arbeitgeber, Umweltschäden, die durch die Industrie verursacht werden. Also reicht man seine Hand – eine im übrigen etwas fiebrige Hand – bedenkenlos »der Macht«, wie die politische Macht im allgemeinen genannt wird.
Wie sich die Illusion von der Macht des Arztes auflöst, kann man auch ganz handfest und konkret entdecken, wenn man etwa die Arzneischränke öffnet, die mit Medikamenten vollgestopft sind, die zwar verschrieben, aber nie eingenommen worden sind.
Und man versteht, wie jener Unschuldsengel von Arzt in einer medizinischen Fachzeitschrift schreiben konnte:

> Das Verschleudern der Medikamente schwächt die »Macht« des Arztes, eines Arztes, der sich – vor allem seit 1968 – darauf einläßt, über die Behandlung zu diskutieren, statt sie anzuordnen, und es zuläßt, daß sich Frau X., eine gesunde und kräftige Frau, die Pille oder eine Schwangerschaftsunterbrechung verschreibt. In was für einen Abgrund sind wir doch geraten!

Macht? Ohnmacht?

Pierre, 23 Jahre, trank verheerend viel.
Er ist sehr schüchtern. Er lebt immer noch bei seinen Eltern. Aber er gibt das nicht zu, sondern sagt, daß sie bei ihm leben. Kurz, sie können ihn nicht verlassen und er sie nicht, denn er ist ein sehr sensibler Knabe.
Warum hört Pierre eines schönes Tages plötzlich auf zu trinken? Ich habe keine Ahnung, ich weiß nur, daß es seitdem auch nicht besser geht: statt in die Kneipe rennt er nun ständig in die Apotheke. Er schluckt jede Menge Medikamente für die Nerven, manchmal seine ganze Monatsration auf einmal.
Dieses Mal wird der Bereitschaftsarzt geholt, und der gerät in Panik. Nur Pierre ist die Ruhe selbst. Es passiert schon zum sechsten Mal, und in seinem beginnenden Koma scheint ihn die Panik des Arztes eher zu amüsieren. Er schätzt ihn ab. Ambulanz. Krankenhaus. Intensivstation. Dort ist er jemand.
Die untröstlichen Eltern kommen ihn besuchen. Ihre Emotionen schwanken in einem gefährlichen Auf und Ab. »Wissen Sie, Doktor, er macht uns völlig fertig. Glauben Sie nicht, er sollte einen Psychiater sehen?«
Im Krankenhaus sieht er einen Psychiater, der mit ihm spricht und ihn für die folgende Woche bestellt. Gestern kam Pierre mit einem triumphierenden Grinsen in die Sprechstunde:
»Ich bin nicht zu ihm gegangen. Da hat er zuerst die Intensivstation angerufen und dann die allgemeine Station, und zuletzt hat er bei mir angerufen. Ich habe ihm gesagt, daß er mich nicht um die Mittagszeit aus dem Bett jagen kann, nur weil er nervös ist.« (Er hat diese Woche nachmittags Schicht.)
Pierre ist schon ein Fall für sich, er ist wirklich unerträglich, er hält alle in Atem. Mich jedoch nicht – mich hat er noch nicht drangekriegt. Wer ist bei diesem Spiel angeschmiert? Wer führt wen an der Nase herum? Wird er im Lauf der Zeit bei diesen ganzen Machtspielchen noch kapieren, daß genau das die Frage ist? Und wann?

Michèle, Stenotypistin, ist ein militantes Mitglied der M.L.A.C.
In ihren Reden attackiert sie aufs heftigste die ärztliche Macht. Auf einer Versammlung sagt sie eines Abends: »Ich habe eine Knickung ohne Zangen geschafft.«
Ich frage sie, was das heißen soll, und sie antwortet mir in belehrendem Ton, sie habe bei einer Frau mit einer Abknickung des Uterus eine Abtreibung durchgeführt, ohne Zangen zu benutzen, um den Cervix festzuhalten ...
Ich mag sie gern, die Alice, und ich glaube, das beruht auf Gegensei-

tigkeit. Alice mit ihren 76 Jahren hat, wie es heißt, in ihrem Haushalt die Hosen an.
»George, komm schon! Biete dem Doktor doch einen Stuhl an! Wisch den Tisch ab, hast du wenigstens das Geld parat?«
George ist immer auf Trab.
Alice wurde von einem sehr gewissenhaften Arzt betreut, der sie zwei- oder dreimal in der Woche besuchte und ihr den Blutdruck und ihre Groschen abnahm (im Berufsjargon heißt das: »die Kundschaft arbeiten lassen«).
Was aber nicht verhinderte, daß sie an einem unglückseligen Tag zwischen zwei Visiten im tiefsten Koma im Krankenhaus landete. Da ist sie jetzt allein. Und von dem wissenschaftlichen Generalstab weiß keiner, was los ist. Sicher stirbt sie: zu diesem Zweck schafft man sie aus dem Krankenhaus zu ihren Kindern, deren Arzt ich bin. Ich soll ihr also beim Sterben zusehen. Trotz aller Befürchtungen tut sie es doch nicht (nein, nein, mit mir hat das nichts zu tun); mit einem eigentümlichen Lächeln im Gesicht kommt sie allmählich wieder zu sich, im Stil eines Samthandschuhs über eiserner Hand.
Sie kehrt nach Hause zurück, es geht ihr ausgezeichnet, und sie läßt mich zweimal in der Woche kommen: das war das Äußerste, was ich nach langen Kämpfen erreichen konnte, obwohl einmal im Monat genügen würde. Dazu die Blutproben und die Urinuntersuchungen, die für eine ständige Kontrolle notwendig sind. Ich verhandle: »Nicht jetzt, nächsten Monat.« Ich bin drauf und dran zu sagen: »Ich bin der Arzt.« Ich gerate sogar in Wut und entschuldige mich dann wieder.
»Kommen Sie nicht nächsten Dienstag, wir fahren aufs Land, unsere Kinder besuchen«, und dann ziemlich vorwurfsvoll: »Sie wollen uns dort ja sowieso nie besuchen?« Zum zehntenmal antworte ich: »Nein, es ist zu weit, und außerdem sind Sie in bester Form.« Trotzdem hat sie an einem Dienstag, als ich nicht da war, meinen Vertreter für nichts und wieder nichts in der Gegend herumgehetzt.
Nach alldem will dann auch George, 78 Jahre, der kaum dazu kam, sich bemerkbar zu machen, seinen Anteil am Versorgungskuchen. Er sträubt sich zwar so gut er kann, findet dann aber sein Ventil in den Bronchien.
Ein trister Morgen in aller Frühe. Ärztlicher Notdienst. Krankenhaus. Psychogenes Asthma, sagen die Spezialisten zu Recht. Er hat also einen Asthmaanfall nach dem andern, obwohl er nie mit den Lungen zu tun hatte. Ist das nicht komisch?
Die Einrichtung eines Telephons macht das Spiel noch bequemer. »Doktor, Sie müssen sofort kommen, mein Mann hat wieder einen Anfall!« Was würde sie ohne Telephon machen? Und er, hat er mit seiner Krankheit gewartet, bis das Telephon installiert war? Wie dem auch sei, wenn sie sich nicht gerade schlecht fühlt, hat er einen seiner Erstickungsanfälle. Notfall. Theophyllin. »Uff! Jetzt geht's wieder!

Es war kaum mehr auszuhalten! Wenn wir Sie nun nachts anrufen, kommt dann ein Vertreter? Und wenn es wieder anfängt?«
Jeden Mittwoch ist es dasselbe Theater! Also, keine unnötigen Skrupel, jeden Dienstag eine Spritze!
Verdammt! Ein Anfall am Montag, wie's der Zufall will! Angst. Und wie wär's mit zwei Spritzen pro Woche? Nein, nein, und nochmal nein! Gut! Die Wogen glätten sich. Diesmal muß aber Blut abgenommen werden. Bei beiden. Und vergessen Sie nicht »Hausbesuch« dazuzuschreiben ... Was tun? Ich bremse so gut ich kann, zeige mich abwechselnd freundlich und muffig. Was kann ich machen? Wer bleibt Sieger?
... Die Zeit schreitet fort: Wir haben Frühjahr, ein mickriges zwar, aber trotzdem: Frühjahr mit grünem Gras, Blumen und sogar etwas Sonne und Leuten, die tatsächlich lächeln. Seit einem Monat kein Asthmaanfall (nein, nein, mit mir hat das nichts zu tun).
Das Sich-»relaxed«-Geben ist mir gleich verdächtig.
Antoine ist dreißig, offen, warmherzig, voller Schwung, sportlich. Michèle ist jung, lebhaft, sympathisch und gleichzeitig zurückhaltend. Sie haben eine vierjährige Tochter, und Michèle hat vor kurzem ein hübsches Baby zur Welt gebracht. Ihr Haus ist sehr bequem eingerichtet. Im Besuchs- und Eßzimmer: Teppichboden, tiefe Sessel, in einer Ecke ein großer Leuchtkörper aus mattem Glas, der vom Boden bis zur Decke reicht, eine erhöhte Eßnische.
Ich kenne sie erst seit kurzem. Als ich Antoine das erste Mal sah, im Halbdunkel, auf dem Bett ausgestreckt, starr und unbeweglich, mühsam sprechend und über Kopfschmerzen klagend, geriet ich nicht gleich in Panik. Der Kontrast zwischen diesem Krankheitsbild und der Atmosphäre, die in der Wohnung herrschte, war zu groß. Auch wenn sie sagten, alles sei in Ordnung, war mir trotzdem klar, daß es sich um eine Art Nervenzusammenbruch handelte, und ich ließ mich lange über die Sprache des Körpers aus. Das kleine Mädchen spielte mit dem Blutdruckapparat, Michèle war etwas beunruhigt, aber ausgeglichen. Er hatte schon als Jugendlicher damit zu tun gehabt: zwei Jahre lang ähnliche Krisen. Trotzdem, aus Prinzip und vor allem um Michèle zu beruhigen, habe ich alle Tests machen lassen: Elektroenzephalogramm, Augenspiegelung, Blutzuckerbestimmung ... Ohne Befund.
Das zweitemal, eine Katastrophenmeldung, die mich dann doch auch etwas beunruhigte. Alles hat seine Grenzen. Er war steif wie ein Brett, unfähig zu sprechen, hatte unerträgliche Kopfschmerzen und war außerdem konstipiert. Es fehlte nur noch, daß er sich erbrach. Ich fragte: »Hat er sich erbrochen?«, und schon fing er an, auf das Bett und in eine sofort vorhandene Schüssel zu spucken. Diese prompte Antwort auf meine Frage hat mich verwundert, aber ich bekam es mit der Angst zu tun und schickte ihn ins Krankenhaus.
Wie ich gerieten auch die beiden Krankenhausärzte und der Assi-

stenzarzt in Panik, sie konnten jedoch wegen seines Erregungszustands keine Lumbalpunktion durchführen. Hospitalisation und Untersuchungen aller Art. Ich besuchte ihn zwei Tage später. Die Ärzte waren völlig perplex. Er selbst lag im Bett, in bester Verfassung, strahlend.
Zwei Tage später wurde er entlassen.

Wann kann man von »Macht des Arztes« sprechen?

Es gibt Macht, derer man sich in einem bestimmten Fall bedient und die auf Sachkenntnis, Technik und Erfahrung beruht.
Als Frau A. entband, legte sich im letzten Augenblick völlig unerwarteterweise die Nabelschnur vor den Kopf des Kindes: man nennt das einen »Nabelschnurvorfall« und betrachtet es als einen Notfall. Der Kopf des Neugeborenen drückt die Nabelschnur gegen die Wand des kleinen Beckens; die Blutzirkulation, die ihn mit Sauerstoff versorgt, wird abgeschnitten, und er erstickt: man muß innerhalb von Minuten einen Kaiserschnitt machen – ein Fall, in dem kompetente Fachärzte und adäquate technische Hilfsmittel unumgänglich sind.
Diese ärztliche Macht, die sich auf eine bestimmte Anzahl genau definierter Fälle bezieht, ist nur insofern bedenklich, als sie einer anderen Art von »Macht« den Weg ebnet. Der Klarheit wegen setze ich diese »Macht« in Anführungszeichen: Es ist jedoch keine ganz glückliche Lösung, denn die »Macht« ist so innig mit der andern Macht verwoben, daß man beide oft nicht auseinanderhalten kann (vgl. den Brief des Geburtshelfers auf Seite 123 f.).*
Die »Macht« wird nicht nur durch ihr tatsächliches Vorhandensein, sondern auch durch ihr Nichtvorhandensein gerechtfertigt, denn man muß einfach »Macht« besitzen oder vortäuschen, aus therapeutischen Gründen, versteht sich, *magie oblige.* Es ist diese »Macht des Arztes«, die zum Beispiel in der folgenden Krankenhausszene zum Ausdruck kommt.
Frau B. (oder Herr C.), bettlägerig, infantilisiert, zur bloßen Sache reduziert, muß die morgendliche Ärztevisite, die Visite der weißen Kittel mit ihrem unverständlichen Jargon, über sich ergehen lassen. Sie versucht verzweifelt, ein Wort zu verstehen, eine Frage zu stellen, zu erfahren, was sie erwartet ... Aber die »Visite« entschwindet und überläßt sie ihrer Angst.

* Ich war versucht, zwei unterschiedliche Ausdrücke zu gebrauchen, z. B.: »Macht-Unterwerfung« und »Macht-Wirksamkeit«. Aber ich ziehe es doch vor, Anführungszeichen zu benutzen, um damit ein Spiel mit Worten beizubehalten, das dem Spiel der Realität entspricht: der fließende Übergang und die Unabgrenzbarkeit des Begriffs entspricht der Vorstellung von Machtspielen, wie sie etwa im vorangegangenen Text vorgeführt wurden.

Zur relativen Entlastung der »Visite« kann man anführen, daß sie ihre eigene Logik hat: sie versteht den Fall von Frau B. oder sie versteht ihn nicht; sie weiß Bescheid oder auch nicht, aber: ganz allgemein erscheint es ihr angezeigter und beruhigender, so zu tun als ob – damit Frau B. in diesem Aufzug die Wissenschaft erblickt, »Macht« und Macht für sie folglich eins werden.
Die »Macht des Arztes« fängt an, wo die wirkliche Macht der Medizin über die Krankheit und den Tod aufhört.
Könnte man mit dieser »Macht« Schluß machen, wenn man mehr medizinisches Wissen unter die Leute bringen würde? Man könnte sie dadurch zweifellos einschränken, und schon deswegen würde es sich lohnen. Fragt sich nur wie?
Es fragt sich auch, ob die Kunden der Medizin das wirklich wollen, denn nicht umsonst haben sie diese Macht an den Arzt delegiert. Sie sind in dieser Angelegenheit nicht unschuldig. Auf jeden Fall ist es jedoch absolut illusorisch anzunehmen, das Problem auf diese Weise lösen zu können, denn die »ärztliche Macht« schleicht sich durch eine ganz andere Tür als die des Wissens ein: sie schleicht sich ein mit der Weigerung des Kranken, die Verantwortung für seinen Körper zu übernehmen und es mit der Angst aufzunehmen, die durch die Veränderungen des Körpers entstehen. Mein Körper und ich sind plötzlich keine Einheit mehr, ich verliere den Boden unter den Füßen und bitte einen anderen, sich um ihn zu kümmern.
Folgende Geschichte ist in dieser Hinsicht ziemlich aufschlußreich. Ich hatte eine kleine, leicht entzündete Zyste auf der Vorderseite des Oberschenkels. An einem Sonntagabend nehme ich meinen Ältesten auf die Knie. Als ich am nächsten Tag aufwache, ist mein Schenkel angeschwollen und rot, er schmerzt, und in der Mitte, an der Stelle, wo sich die Zyste befindet, dehnt sich ein bräunlicher Fleck von 3 Zentimeter Durchmesser aus. Sofort denke ich natürlich ans Schlimmste: Melanom! (Ich will nicht in die Details gehen, die im nachhinein diese völlig wahnsinnige Diagnose erklären). Panik. Ich stürze zum Telephon. Ich muß sofort zu meinem Arzt. Ich treffe ihn gegen Mittag ... er diagnostiziert eine Ausdehnung der Zysteninfektion; der Fleck ist lediglich das Blut, das sich unter der dünnen Schicht der Epidermis ausgebreitet hat. Mit einem kleinen Skalpell entfernt er die Hautpartie und mit ihr auch mein »Melanom«; auf meine Angst ist er damit unmittelbar eingegangen. Das mag idiotisch erscheinen, aber für unsern Zweck ist es ein gutes Beispiel, und es fällt mir leicht darüber zu reden, weil ich in diesem Fall der Patient bin.
Was mein Arzt diagnostizierte, hätte mir jeder x-beliebige auch sagen können, und bei jedem anderen als bei mir selbst hätte ich mich wie mein Arzt verhalten, schon weil ich dasselbe medizinische »Wissen« habe. Es handelte sich jedoch um mich, und deshalb ließ ich mich von meinen Angstvorstellungen überwältigen; ich geriet in Pa-

nik und konnte nicht mehr allein damit fertig werden. Und dabei hätte ein Minimum an Distanz und Reflexion ausgereicht, die Sache zu erkennen.
Die Angst vor dem Tod lauert überall; mein Körper verändert sich, er nutzt sich ab. Ich nutze mich ab.
Kann man versuchen, diese Angst auszuschalten? Genau über sie schleicht sich nämlich die »ärztliche Macht« ein. Bei der »Entmedifizierung« geht es also nicht nur um ein Teilen des Wissens. Man würde dabei eine der Hauptschwierigkeiten außer acht lassen: das Teilen der Angst.

Die ärztliche Macht ist eine Realität

Ein einfaches Beispiel soll den Mechanismus aufzeigen.

> Herr Z. kommt wegen einer Angina in meine Sprechstunde und möchte, daß ich ihn davon befreie: das ist meine Rolle als Arzt des Viertels, eine Rolle, die auf den ersten Blick rein technischer Natur zu sein scheint.
> Der Mechaniker von der Allgemeinmedizin.
> Ich habe sie auch in meiner Schublade parat, all die technischen Antworten; ärgerlich nur, daß es so viele gibt. Soll ich ihm zum Beispiel Antibiotika verschreiben oder nicht?
> Ich schaue mir natürlich zuerst einmal seinen Hals an. Ich kann auch von einer Gewebeprobe der Mandeln einen Labortest machen lassen, jedenfalls brauche ich weitere Anhaltspunkte, also stelle ich Herrn Z. Fragen. Dabei wird es schon komplizierter, denn die »Technik« bekommt einen intuitiven und subjektiven Charakter.
> Ich erfahre, daß er ein sehr ängstlicher Mensch ist; daß er häufig Angina hat; daß die nur in bestimmten Jahreszeiten auftritt und vor allem in bestimmten schwierigen Situationen, in denen er sich als Mann, Familienvater oder Arbeiter behaupten muß; daß er immer wieder rasch auf den Beinen sein will. Um zu entscheiden, ob ich ihm Antibiotika verschreiben soll oder nicht, muß ich das alles in Betracht ziehen: das Ausmaß und die Behandlung vorangegangener Erkältungen, die Bedeutung seiner augenblicklichen Schwierigkeiten, auf die die Angina reagiert, die Notwendigkeit einer schnellen »Heilung«. Er erzählt mir sein Leben, und in diesem Augenblick ergreife ich dann die Macht ... oder besser: sie wird mir von ihm übertragen.

Ein solches Vorgehen ist notwendig. Die Medizin hat nur wenig mit Mechanik zu tun. Es gibt keine »technische« Antwort im eigentlichen (technischen) Sinn des Wortes.

Die superwissenschaftliche, sterile oder demagogische Vorstellung vom als Arzt als neutralem, apolitischem »Techniker der Gesundheit« kann man gleich vergessen. Die Medizin ist ein Beruf, bei dem das Verhältnis von Mensch zu Mensch zählt und nicht das von Maschine zu Maschine. Man sollte meinen, das wäre eine bekannte Tatsache, aber immer noch taucht hier und da in gewerkschaftlichen oder politischen Schriften die mißverständliche Bezeichnung »Techniker der Gesundheit« auf. Damit soll vielleicht versucht werden, einer Schwierigkeit, einer peinlichen Tatsache aus dem Weg zu gehen; aber das ist zwecklos. Das Problem mag durch Wortspielereien verdeckt werden, an ihrer Realität ändert das nichts. Und die Realität ist, daß die Medizin immer ein politischer Beruf sein wird: in dieser Tatsache liegt auch die »ärztliche Macht« begründet.
Als mein Patient wird mich Herr Z. über alle möglichen Dinge nach meiner Meinung fragen: die schlechten schulischen Leistungen seines Sohnes, seine Müdigkeit, die Nervosität seiner Frau, seine Arbeitsverhältnisse, usw. Aber er sollte sich dabei vorsehen.
So wichtig solche Unterhaltungen sind, um die von der Krankheit angezeigten Phasen unerträglicher psychischer Belastungen zu verstehen (und zu behandeln), so gefährlich ist das Ganze aber auch für Herrn Z. (von der Behandlung, die er von mir bekommt, kann man absehen: da ich ihn allmählich so gut kenne, brauche ich schon gar nicht mehr hinhören). Mein Reden oder mein Schweigen drohen in der Tat immer wichtiger für ihn zu werden, während sich das Wissen, auf dem beides basiert, mehr und mehr auflöst und dem seinen annähert, denn genau wie sein Wissen ist auch meines von der eigenen Lebenserfahrung abgeleitet. Darauf geht er jedoch nicht ein, ich kann reden, soviel ich will: für ihn bin ich der Arzt, und folglich weiß ich »Bescheid«.
Die Geschichte des Flugblatts »Wie macht man Liebe« ist in diesem Punkt sehr aufschlußreich.
Es war offensichtlich kein bestimmtes Wissen notwendig, um es zu verfassen: jeder hätte es schreiben können. Es wurde auch von x-beliebigen Leuten geschrieben, nämlich einer Gruppe von Leuten (der ich auch angehörte), die dieses Problem aus verschiedenen persönlichen Gründen beschäftigte.
Unbestreitbar hat jedoch die Tatsache, daß ein Arzt seine Finger im Spiel hatte, sehr viel zu seiner Verbreitung und seiner «Wirkung« beigetragen. Aber was das Sexual- und Gefühlsleben betrifft, so »weiß« ich als Arzt auch nicht mehr als jeder andere. Ich halte es nur wie viele andere auch für ein soziales Problem, das als solches kollektiv angegangen und von falscher Scham und Heimlichtuerei befreit werden muß. Das Flugblatt wurde »richtungweisend«, obwohl es eine Reihe »traditioneller Vorstellungen« enthielt, denen die Verfasser selbst zum Opfer gefallen waren: Phallokratismus, Ablehnung der Homosexualität, und auch von Wettbewerb und Werbung be-

einflußtes Denken (»Wenn Ihr nicht Liebe macht, seid Ihr wirklich die allerletzten Idioten«).

Zuerst stieß es natürlich bei denen, deren Scheinheiligkeit es bloßstellte (bei den Eltern der Schüler z. B.), auf heftigste Ablehnung. Aber die Opfer dieser Scheinheiligkeit waren froh darüber und konnten was damit anfangen, es wurde im ganzen Land massiv verbreitet und überall zitiert, trotz seines unscheinbaren Ursprungs als Kleinstadtskandal zum Frühjahrsanfang.

Auf subtile Weise gewann aber das System wieder die Oberhand, wobei die »Macht des Arztes« wieder ins Spiel kam. In der Tat hat diese »Autorität«, dank der Beteiligung eines Arztes an der ganzen Angelegenheit, dazu beigetragen, daß die elterlichen und pädagogischen Autoritäten sich wieder beruhigten und daß der Kampf von seinem eigentlichen Ziel abgelenkt wurde – indem sich die Möglichkeit auftat, die Sexualität wieder einmal der Kontrolle der Ärzteschaft zu unterstellen. Man hat zwar ein paar Federn gelassen, aber Gott sei Dank kann man die Sexualität auch weiterhin zu den Krankheiten zählen! ... Und der Arzt als »der Wissende« kann sich darum kümmern.

So hat der Arzt, der eine Angina zu behandeln »weiß«, da er für die Erscheinung »Angina« kompetent ist, durch eine schleichende Erweiterung seines Machtbereichs, an der er jedoch nicht allein schuld ist, auch »Macht« über den Angina-Patienten gewonnen. Diese »Macht« gebraucht und mißbraucht er.

Versehen mit dem doppelten Gütesiegel der Wissenschaft und des Krankenkassensystems, hält sich der Arzt für berechtigt, über alles mögliche ein fachmännisches Urteil abzugeben: über Paarbeziehungen und Familienleben, über die Arbeit in Schule und Fabrik, über die Sexualität, über Gesundes und Ungesundes, von der Familie bis hin zum Vaterland. Alles Dinge, über die er kaum mehr als eine »Meinung« hat und über die er auf keinen Fall mehr »weiß« als irgendeiner seiner Patienten, der sich darüber Gedanken gemacht hat. Dazu kommt, daß diese Meinung seine Entscheidungen beeinflußt – die er natürlich zum Wohl des Kranken faßt, auch wenn sie dessen Wünschen entgegenlaufen. Schwangerschaftsunterbrechungen, Verhütungsmittel, Unterbrechung oder Wiederaufnahme der Arbeit: der Arzt entscheidet eher nach seinem Gutdünken als nach seinen wissenschaftlichen Kriterien. Der Arzt betrachtet es auch als sein Recht, über Probleme, die in seinen Kompetenzbereich fallen, Schweigen zu bewahren* (Schulaufgaben und Lehrpläne, Gebrauch toxischer Arzneimittel). Im übrigen könnte er sich auch ebensogut darüber äußern. Manchmal ist es besser zu reden als unverantwortliche Gerüchte zuzulassen!

* Dazu wäre zu bemerken, daß es häufig sogar noch schlimmer ist, wenn er was von sich gibt (zumindest jedoch ziemlich restriktiv, vgl. dazu den Beitrag »Die Schule macht die Kinder krank« in diesem Buch, S. 134 f.).

Neuerdings spricht er sehr viel, der Arzt; er produziert im Lauf der Zeit immer mehr Literatur: die habilitierten Doktoren und Professoren überschwemmen seit einiger Zeit den Buchmarkt. Sie verblüffen uns mit ihrem Wissen, und unter Berufung auf die »Macht«, die es ihnen verleiht, ziehen sie die erstaunlichsten Schlüsse, gegen die niemand etwas einzuwenden wagt.
Schließlich, auf dem Gipfel seiner »Macht«, fühlt er sich autorisiert, im Namen seiner Patienten zu sprechen. Sie haben ihm die »Macht« überlassen, sich ihrer Körper anzunehmen: er ist gewissermaßen »ihr Körper«. Er behandelt ihn, er hört auf ihn, er kennt ihn, er lebt eher in ihm als sie selbst. Seine Sprache, seine Wünsche, seine Wunden sind ihm vertrauter als ihnen. Deshalb kann er, ja muß er sogar in ihrem Namen sprechen – und zwar besser, als sie selbst es könnten.*
Durch einen geschickten Trick verschafft sich der Arzt also aus einem Teilwissen eine gänzlich illegitime Macht. Eigentlich ist schon der Ausdruck »verschafft sich« falsch, er braucht nämlich keinen Finger zu rühren.
– Was wollen Sie nur, ich habe es nicht verlangt!
– aber sicher doch, mein Herr, sicher doch: allein ihr Titel macht's doch schon!
Diese Art Macht wird dem Arzt auf dem silbernen Tablett gereicht. Noch bevor er den Mund aufmacht, steckt sie schon in ihm, und die Leichtigkeit, mit der man sie ihm überträgt, sollte einen doch zum Nachdenken bringen.

MAN BRAUCHT SIE ERST GAR NICHT ZUM REDEN BRINGEN. SIE GEBEN ES VON SELBST ZU: DIE SCHULE MACHT DIE KINDER KRANK.**

Ohne Skrupel und ohne Scham schlagen sie Lösungen vor.

In *Tonus* (Nr. 35, 6. Oktober 1975), einer Fachzeitschrift für die Ärzteschaft, kann man lesen:

Gesundheitsvorsorge an den Schulen: ACHTUNG!
»Einige Tage nach Schulbeginn sollten die ersten Bronchitis- und Angina-Fälle den Staat und die Gemeinden dazu bringen, alles Menschenmögliche zu tun, um Maßnahmen der Gesundheitsvorsorge einzuleiten, damit es in den Klassenräumen zu keinen regelrechten Epidemien kommt.«
Was schlagen sie vor?

* In dieser Hinsicht ist er nicht der erste: schon seit langem spricht der Mann im Namen der Frau, der Lehrer im Namen der Schüler, der Vater im Namen seiner Kinder ...

** Beitrag in *Tankonalasanté,* Nr. 17, Oktober 1975.

»... Man hätte von staatlicher Seite, in diesem Fall also von Gemeinden und Schulbehörden erwarten können, daß sie den alarmierenden Ergebnissen dieser Analysen Rechnung tragen würden. Nun wurde jedoch nicht nur das Jahresbudget unverändert beibehalten, es kam auch noch ein weiterer Preisanstieg für Putzmittel hinzu. Und auch das Dienstpersonal hat keinerlei Instruktionen oder Verhaltensmaßregeln bekommen.

Etwas mehr Seife und Desinfektionsmittel also, und strengere hygienische Vorschriften. Ich erinnere mich, als ich ein kleiner Junge war: der Lehrer griff sich ein paar Schüler heraus und ließ sie vor der ganzen Klasse ihre Socken ausziehen, um zu kontrollieren, wie sauber ihre Füße waren. (Eine gute Idee, die man wieder einführen könnte, nebenbei auch noch verdammt pädagogisch. *Tonus* beansprucht nun für sich, das alles durchzusetzen. Im Namen der Wissenschaft.

Wenden Sie sich an das Forschungsinstitut für angewandte Hygiene (Fernand-Widal-Krankenhaus, Paris), Abteilung Dr. Tournade (Tel. 206-63-96).

Der würde den Umweltschützern Spaß machen! Leider sammelt Dr. Tournades Abteilung keine Musterbeispiele menschlicher und pädagogischer Dummheit.

Sylvia, 7 Jahre, die normalerweise über gute Abwehrkräfte verfügt und das Selbstbewußtsein einer »guten Schülerin« hat, geht am Schulbeginn strahlend zur Schule und kommt heulend wieder zurück. Sie will ihre neue Lehrerin nicht mehr sehen. Ich begleite sie am nächsten Morgen, sie ist immer noch ganz aufgelöst. Die Lehrerin will nicht mit mir sprechen. Ich verzichte auf die pittoresken Details, um nur diese Blüte zu zitieren: »Sie ist eine sehr gute Lehrerin«, meint die Schulleiterin, »aber sie mag keine persönlichen Kontakte.« Ach sooo! Am Schluß geht Sylvia wieder in ihre Klasse, sie heult nicht mehr. Sie ist bleich, hat Bauchweh und Zahnschmerzen (drei Besuche beim Zahnarzt).

Der Junge, 12 Jahre, kommt mit einer Kolik und einem fürchterlichen Durchfall nach Hause. Die Älteste, 16 Jahre, hat Halsschmerzen und Kopfschmerzen, sie lag schon zwei Tage mit Fieber im Bett (das hat sich ohne Medikamente gegeben).

Jeder kennt diese Geschichten.

Fassen wir im Stil von *Tankonalasanté* zusammen:

Gesundheitsvorsorge an den Schulen: ACHTUNG!

»Einige Tage nach Schulbeginn sollten die ersten Bronchitis- und Angina-Fälle den Staat, die Eltern, die Lehrer und die Schüler dazu bringen, sich Gedanken über die krankmachende Rolle der Schule zu machen. Ohne erst die Resultate dieser Überlegungen abzuwarten, sollten sie alles Menschenmögliche tun, um regelrechte Epidemien in den Klassenräumen zu verhindern. Zum Beispiel sollen sie sich wehren gegen: die Ordnung, die Disziplin, die Normen, die Strafen, die Konkurrenz, die Verbote, jede Art von Kommunikationslosigkeit, die Demütigungen, die »Methode«. Und sich einsetzen für: die Lust am Lernen, die Freiheit des Ausdrucks und der schöpferischen Tätigkeit, die Phantasie, für offene und herzliche Beziehungen ...

Die »Macht des Arztes« – gibt es die?

Sofort drängt sich ein Einwand auf: wer die Vorstellung von der »Macht des Arztes« im Kopf hat, traut den Benutzern der Medizin nicht viel Eigeninitiative zu, er nimmt vorschnell an, sie seien politisch unbeleckt oder gar bescheuert.
Nun ist in diesem Zusammenhang die Tatsache durchaus nicht unbedeutend, daß beispielsweise Herr Z. auf mich als Arzt gekommen ist. Das Verhältnis zwischen Arzt und Patient ist unter dem Gesichtspunkt der Wahl, der Macht und der Abhängigkeit durchaus mit einer Liebesbeziehung vergleichbar. »Sympathie« im wahrsten Sinne des Wortes: Herr Z. hat mich ausgesucht (unter 25 anderen Ärzten in Corbeil), weil sich zwischen uns etwas abspielt; ein Austausch, der nicht nur einseitig ist. Ich kann ihm nicht irgend etwas erzählen, was mir gerade durch den Kopf geht. Er will bestimmte Dinge von mir hören, und ich muß sie erraten können. Er hat also gewissermaßen Macht über mich: er erwartet etwas von mir, und wenn ich es ihm nicht geben kann, sucht er sich einen anderen Arzt.
Folgende Geschichte hat mir Frau A. erst erzählt, nachdem sie schon einige Wochen vorbei war: Frau A. kam mit ihrem Kind, einem zwei Monate alten Baby zu einer Routineuntersuchung in meine Sprechstunde.
Sie ist glücklich, aber wegen vieler kleiner Dinge etwas angespannt und unruhig: das pünktliche Zubereiten der Flasche, das Sterilisieren der Gummisauger, der Brei, eine Nase, die läuft, das Bäuerchen, Koliken, Verstopfung etc. Wer Kinder hat, kennt diese Sorgen.
Ich bin begeistert von dem Neugeborenen, das meiner Meinung nach ein außergewöhnlich hübsches Baby ist, und ich kann die Unruhe von Frau A. nicht ganz verstehen. Wir sprechen ziemlich lange über dies und jenes ... Als sie dann die Sprechstunde verläßt, ist sie immer noch so besorgt, daß sie einen andern Arzt aufsucht, der den Säugling erst einmal freilegt, wiegt, Länge und Schädelumfang mißt, gründlich inspiziert, mit dem Stethoskop abhört, an allen Nahtstellen abklopft: ein völlig normales Kind!
Genau solche Dinge hatte sie erwartet, und ich hatte das nicht begriffen.

Die »Macht des Arztes« läßt einem häufig die Macht vergessen, die Frau A. oder Herr Z. ihrerseits über mich haben; wenn sie sich im Augenblick auch nicht verteidigen und sich ihrer bedienen können, so besitzen sie jedoch immer das Druckmittel, vorübergehend oder definitiv den Arzt wechseln zu können.
Herr Z. und Frau A. haben sich für mich entschieden, weil sich zwischen uns ein Gleichgewicht der Kräfte entwickelt hat. Unsere Abhängigkeit ist gegenseitig, zumindest für eine gewisse Zeit. Erst als ich nicht so reagierte, wie sie erwartet hatte, wechselte Frau A. den Arzt. Wir kennen uns jedoch schon seit langem, und es hat sich zwischen uns viel entwickelt: deswegen konnte mein »Fehlverhalten« auch unsere Beziehung nicht in Frage stellen, es bewirkte nur, daß wir darüber sprachen und unser beider Anteil an der Situation feststellten (medizinische Weiterbildung, Gefühl der Angst und Beklemmung im Anschluß an die Geburt!?).
Um die »Macht des Arztes« genauer zu erforschen, stellt man sich am besten die Frage: wem nützt sie?
Die verblüffende Antwort: sie nützt allen.

Von der »Macht des Arztes« profitiert der Arzt

– Sie schützt ihn vor seiner Angst vor dem Tod – und die hat bei seiner Berufswahl eine große Rolle gespielt; nach dem Motto: lieber jeden Tag mit dem Tod auf du und du, als von ferne an ihn denken und versuchen, ihm davonzulaufen.
Und weil man Krankheiten behandelt, muß man selbst natürlich gesund sein! Der Kranke ist immer der andere!
– Sie macht es ihm möglich, auf mehr als üppige Weise sein täglich Brot zu verdienen.
Klar, daß er gut bezahlt werden muß: er übernimmt die Verantwortung für den Körper und für den Tod, mit dem niemand etwas zu tun haben will.
Daß andere etwas damit zu tun haben, liegt auch selten in seinem Interesse, es sei denn, sie sind von ihm abhängig. Sollten sich nämlich im Laufe einer Politik der »Entmedifizierung« immer mehr Leute um die Lebensangst, die Angst vor dem Tod und andere Bereiche des ärztlichen Wirkungsfeldes kümmern, so wäre ein hohes Einkommen nicht mehr so selbstverständlich. Deswegen ist der Arzt im allgemeinen für den *numerus clausus,* der die Zahl der Medizinstudenten und folglich auch der Ärzte einschränkt; er ist natürlich auch »gegen« eine »Entmedifizierung« als einer völlig unverantwortlichen Politik. Dabei ist ihm jedes Argument recht: steht die »Moral« nicht mehr hoch im Kurs, so müssen Hygiene und Technik herhalten. Was für ein Aufstand, als man die Karman-Methode für Schwangerschaftsunterbrechungen praktizierte, die die Medizin strikt ablehnte. Und dieses Monster Karman war auch noch nur ein Psychologe!

– Wundertaten, Wissen, Geld – sofort und kostenlos verleiht ihm die »Macht des Arztes« einen gehobenen Status.
Das macht das Leben doch etwas leichter! Wenn man ihn grüßt, sagt man nicht »Guten Tag, Herr X«, man sagt »Guten Tag, Herr Doktor«. Man bezahlt ihm kein Gehalt, sondern honoriert ihn (der Arzt erhält Honorare).
– Schließlich und endlich schützt ihn diese Macht vor einem Gefühl, dem er in seiner täglichen Praxis nicht entgehen kann: dem überwältigenden Gefühl der Machtlosigkeit.
Als ich mich in Corbeil niederließ, stattete ich dem Vertreter der Ärztekammer einen Besuch ab. Er hielt eine kleine Begrüßungsrede, die folgendermaßen endete: »Und vor allem, seien Sie nett zu den Leuten. Sie werden noch feststellen, daß man im Grunde nicht viel für sie tun kann, und deshalb sollte man zumindest freundlich sein!« Auf diesen Spruch werde ich noch zurückkommen, im Augenblick möchte ich nur feststellen, daß er sehr aufrichtig war und viel gesunden Menschenverstand bewies.

Von der »Macht des Arztes« profitieren diejenigen, die Medizin in Anspruch nehmen

– Wie die des Polizisten, garantiert die »Macht des Arztes« Anstand und Ordnung. Wenn alles nichts nützt, greift man auf sie zurück, um im Namen des »Normalen« mit den eigenen widersprüchlichen Wünschen fertig zu werden: denn unsere Wünsche bedeuten organische, psychische oder soziale Unordnung.
Ein zu verträumtes oder zu phantasiebegabtes Kind, ein Schüler, dem manche Teile des Lehrstoffes nicht passen, ein Arbeiter, der das Arbeitstempo nicht aushält und der sich zu oft ausruhen will ..., all die Menschen, deren Körper protestiert, müssen sich wieder in die bestehende Ordnung einfügen.
Wir leben in einem Land der Vernunft und des »Fortschritts«: Träume sind nur gestattet, wenn sie berechenbar, d. h. den dafür Zuständigen überlassen bleiben: Malern, Dichtern u. a. Die meisten von uns haben sich aber daran gewöhnt, schlicht vor sich hin zu ackern statt sich freiweg zu vergnügen; und das in der Regel auch noch freiwillig.
– Die »Macht des Arztes« nimmt sich der Benutzer der Medizin an, d. h., sie nimmt ihnen die eigene Verantwortung ab: sie ermöglicht es ihnen, unangenehmen Dingen, über die sich ihr Körper beklagt, aus dem Weg zu gehen. Sie erspart ihnen auch die Konfrontation mit der Angst vor dem Tod und anderen Realitäten = Problemen des Lebens und führt so dazu, daß wichtige Fragen vernachlässigt werden, für die man kämpfen müßte; Fragen, die einen auch die »Normalität« in Frage stellen ließen, die man sich zurechtgezimmert hat und der man gleichzeitig auch zum Opfer gefallen ist.

Ein Beispiel sind die Krankschreibungen. Zunächst einmal scheint der Arzt die Macht zu haben, eine Krankschreibung ausstellen oder ablehnen zu können. Aber das ist nur die eine Seite. Durch seine Krankschreibungen legalisiert der Arzt zwei oder drei Wochen zusätzlichen bezahlten Urlaub, für den eigentlich der Arbeitgeber aufzukommen hätte und für den auf politischer und gewerkschaftlicher Ebene gekämpft werden müßte. Objektiv gesehen mögen in dieser Sache die Benutzer der Medizin die Macht haben: die Macht etwa, eine Arbeit, die sie krank macht, vorübergehend niederzulegen, ohne sie dadurch jedoch insgesamt in Frage stellen zu können; die Macht, individuelle Lösungen zu finden, die alles nur auf die lange Bank schieben und bewirken, daß alles beim alten bleibt.
Auch wenn sie »links« wählen, sind die Benutzer der Medizin doch von der herrschenden Ideologie durchdrungen*: Arbeit, Familie, Staat, Eigentum, Fortschritt, Konkurrenz, Hierarchie, Unterdrückung »überflüssiger« und unproduktiver Wünsche; jeder muß sehen, wo er bleibt, muß sich seinen eigenen einsamen Strand zu reservieren versuchen, wo er Luft holen kann, ohne gleich alles kaputt zu schlagen. Die Krankschreibung ist ein solcher Privatstrand; man muß zwar für ihn bezahlen, aber das ist normal, wofür muß man heute nicht bezahlen? Man kann zwar immer sagen, die Kunden der Medizin seien die armen, mißbrauchten Opfer eines sozio-ökonomischen Systems, das sie ruiniert; zugleich sind sie aber auch die gar nicht so mißbrauchten Erbauer dieses Systems. Und egal welcher Klasse sie angehören, die »Macht des Arztes« steht immer zu ihrer Verfügung, damit sie sich nicht selbst als Opfer zu erkennen brauchen.

Und natürlich profitiert von der »Macht des Arztes« auch die politisch-ökonomische Macht

Es liegt natürlich im Interesse einer politischen Macht, die wirtschaftliche und kulturelle Stabilität garantiert, daß der subversive Charakter der Krankheit verschleiert wird und daß man sie weiterhin getrennt und unabhängig vom »Gesellschaftlichen« betrachtet, das durch sie in Frage gestellt wird.
Indem er die Revolte des Körpers unterdrückt, verheimlicht der Arzt seinen Opfern die Deformationen des sozio-kulturellen Systems.
Die Medizin wird definitionsgemäß immer für die Erhaltung der bestehenden Ordnung wirken: gesund sein heißt zugleich gut erhalten.

* In dieser Hinsicht sind die Bemühungen der »Linken«, die Zahl der Ärzte und des Pflegepersonals zu erhöhen, nicht weniger beunruhigend als der von der »Rechten« propagierte numerus clausus, auch wenn ihre Vorstellungen auf einer anderen Ebene liegen: gehen wir einer Gesellschaft entgegen, die noch pathogener ist, da sie so viele Ärzte braucht?

Ob durch Gewalt (Krankschreibung und Gesundschreibung bei einer krankmachenden Arbeit, Stärkungsmittel und Beruhigungsmittel für die Nerven) oder auch nur durch das Predigen allgemeingültiger Werte (ein guter Arbeiter, eine gute Mutter, ein guter Bürger), die Medizin schützt das gegenwärtige System und die herrschende Klasse im wohlverstandenen Interesse der »Erhaltung« der Gesundheit. Dazu braucht er eine weit über sein Wissen hinausgehende, von keinen Zweifel geplagte Überzeugungskraft.
Und so profitiert also die staatliche Macht von der »Macht des Arztes« bei ihrer Aufgabe, die bestehende Ordnung aufrechtzuerhalten.
Die medizinische Praxis wirkt, wie wir gesehen haben, entpolitisierend und unterdrückend. Sie entmündigt die Kranken und verhindert, daß die Krankheit zu einer politischen Waffe wird, indem sie sie in das geschlossene System ärztlich-psychiatrischer Behandlung verbannt. Das Krankenhaus, die behandelnde Institution, das Sprechzimmer des Arztes sind Orte der Kapitulation, wo die Revolten des Körpers unterdrückt werden.
Die Medizin kann jedoch durch manche Krankheiten überrollt werden, die sich unweigerlich als gesellschaftliches Problem erweisen; in diesem Fall zögert die staatliche Gewalt nicht, sich von ihr zu distanzieren – wie von einem übereifrigen Lakaien, dessen Dienste nicht mehr erwünscht sind. Nach all den Anstrengungen, die er unternommen hat, um eine Änderung des Abtreibungsparagraphen zu verhindern, muß der arme Präsident der Ärztekammer völlig am Boden zerstört sein.
Auf gesetzlicher Ebene hat die Einrichtung der Ärztekammer eindeutig das Interesse bewiesen, das der Staat an der »Macht des Arztes« hat.
Denn durch den Kontakt, den die Ärzte mit der sozialen Realität und ihren Deformationen haben, sind dem Staat offenbar erhebliche Zweifel an der unerschütterlichen Loyalität der Ärzte gekommen: das ist ganz sicher auch der Grund, weshalb er die hierarchische, überaus mächtige und obligatorische Institution der Ärztekammer eingerichtet hat. Mit Hilfe eines Ausschusses an ihrer Spitze, dessen Zusammensetzung sich wegen der Wahlmodalitäten selten ändert, sind die »schwarzen Schafe« unter Kontrolle zu halten. Bedarf es noch des Hinweises, daß dieser Ausschuß seine Pflichten und Rechte vom Parlament und nicht von den Ärzten übertragen bekommt? Diese Tatsache zeigt deutlich, wie das Vertragsverhältnis aussieht, das zwischen der »Macht der Ärzte« und der gesellschaftlichen Ordnung besteht.
Ein stabiles und prestigeförderndes Einkommen, eine wissenschaftliche, gut bürgerliche Maske, die beruhigt und von sozialer Verantwortung entlastet, die »ärztliche Macht« (als Faktor für Ruhe und Ordnung) wird auf den verschiedensten Ebenen von allen möglichen

Kräften in Anspruch genommen und ist eine für alle nützliche Einrichtung.

Angesichts der tiefen Krise, in der die herrschende Ideologie steckt, sind die ganzen Reden über die »Macht des Arztes« nur Ausdruck ihrer eigenen Schwäche: diese Macht ist tatsächlich nur ein fauler Zauber, der sich immer mehr auflöst. Erst nachdem man gemerkt hatte, daß sie gar nicht existiert, begann man, sich über sie die Köpfe heiß zu reden. Aber all diese Reden – ob sie die »Macht des Arztes« befürworten oder ablehnen – tragen nur dazu bei, ihre Existenz zu bestätigen, einen Mythos zu verdichten, der den Fortbestand dieser Welt der Entfremdung sichert. Sie lassen vergessen, daß die »Macht des Arztes« in Wirklichkeit inexistent ist, obwohl sie existiert.

Eine Dialektik, die kein Ende findet!

Oder genauer: eine Konfusion, die aufrechterhalten wird, damit die »Macht« ihre Ohnmacht kaschieren kann.

Die ärztliche Ohnmacht

> Frau D., eine portugiesische Gastarbeiterin, hatte ein so schweres Magengeschwür, daß der Magen, der schon seit langem schmerzte, in seiner Funktion beeinträchtigt wurde und sich in den Bauch- und Beckenraum absenkte. Sie hatte häufig sehr heftige Schmerzattacken. Medikamentöse Behandlung hatte nur kurzen und relativen Erfolg. Es war so schlimm, daß ich ihr schließlich, nachdem ich eine Reihe von Untersuchungen durchgeführt und auch einen Magen-Darm-Spezialisten befragt hatte, zu einer Operation riet, bei der ihr Magen verschont werden und nur die Magennerven durchtrennt werden sollten.
>
> Sie lehnt kategorisch ab. Sie kommt wieder mit ihrem Mann, der auch dagegen ist. Wir unterhalten uns mehrmals sehr ausführlich über die Angelegenheit ...
>
> Dann fährt sie nach Portugal zurück, um ihr Kind zu besuchen, das bei ihren Eltern wohnt. Ich sehe sie sechs Monate später zusammen mit ihrer Tochter und ihrem Mann. Es geht ihr sehr viel besser, sie hat zugenommen und hat keine Schmerzen mehr, sie arbeitet auch wieder ... Und inzwischen geht es schon über ein Jahr lang gut.

Ich erwähne diese Geschichte, da die Umstände, denen die Krankheit von Frau D. zuzuschreiben sind, sehr augenfällig sind: die Heirat und die Einsamkeit zu zweit, ein fremdes Land mit einem unwirtlichen Klima, die Trennung von ihrem kleinen Kind, die nicht sehr kreative und schlecht bezahlte Arbeit, die Unterbringung in einem

Wohnwagen auf einer Baustelle usw. Frau D. hat mehr oder weniger bewußt selbst die Gründe ihrer Krankheit entdeckt.
Konfrontiert mit einer gewaltsamen und riskanten Lösung durch das Skalpell des Chirurgen, der Wirkungslosigkeit meiner Medikamente und Ratschläge, entdeckte sie in den Schmerzen die Sprache ihres Körpers: sie kehrte in ihr »natürliches« Milieu zurück, um eine Einheit wiederzufinden, die durch die ökonomischen Bedingungen einer armen portugiesischen Familie zerstört worden war. Sie ist geheilt (auch wenn man sich keine Illusionen über die Dauer dieser Heilung machen darf, da sie wieder den gleichen krankmachenden Bedingungen ausgesetzt ist!).
Für mich ging es in diesem Fall nicht um die »Macht«, die ich eventuell über sie hätte ausüben können, sondern um die Macht, die notwendig gewesen wäre, ihr in ihrer schwierigen Situation zu helfen.
Das zeigt deutlich mein eigentliches Problem: ich habe nicht zu viel, sondern im Gegenteil zu wenig oder gar keine Macht. Jeder muß sich also auf sich selbst oder auf zufällige Ereignisse und Begegnungen verlassen, um die Sprache seines Körpers – und vielleicht auch eine Lösung – zu entdecken.
Die geringe Macht, über die ich selbst verfüge, erschöpft sich jedenfalls darin, daß ich mich vor den Spiegel stellen und mich mit mir über den umfassenden Sinn des Lebens unterhalten kann, nach dem ich selbst auf der Suche bin.
Wenn ich von der Allgemeingültigkeit meiner individuellen Erfahrung überzeugt wäre, wenn ich sicher sein könnte, diesen umfassenden Sinn gefunden zu haben, wenn ich die Macht eines Medizinmannes hätte und alle rituellen Tänze und einschlägigen Zauberformeln kennen würde – dann würde mir das überhaupt nichts ausmachen oder jedenfalls weniger, als wenn ich Medikamente verschreiben muß, von denen ich weiß, wie vorläufig und unzulänglich sie sind.
An der medizinischen Fakultät ist die Sprache des Körpers kein Lehrgegenstand. Sie wird den Studenten nicht beigebracht, weil ihre Lehrmeister nichts über sie sagen können. Sie haben sich schon seit langem mit vielen Mauern umgeben, die sie vom Leben der Patienten trennen: durch Geld und Klassenzugehörigkeit hochgezogene Mauern, die konkreten Mauern der Fakultäten und Krankenhäuser, die Mauern einer »Wissenschaft«, der es nicht mehr um den Menschen geht (das Magengeschwür von Zimmer 7, der Darmverschluß von 18, die Fraktur von 21).
Die lange Isolation, in der die Medizin gelebt hat, hat ihren Fall nur schlimmer gemacht. Wie soll man lernen, Krankheit im Leben und in der sozialen Umgebung aufzuspüren und zu erkennen, wenn man selbst außerhalb steht?
Ausgerüstet mit einem illusorischen Wissen, läßt sich schließlich ein Arzt nach zehn Jahren der »Berufsausbildung« in seinem Viertel nieder. Konfrontiert mit den Forderungen der Leute, die von dem ver-

trauenerweckenden Schild an seiner Tür angelockt werden, ist er dazu verdammt*, bis zu seinem Ruhestand eine Macht vorzutäuschen, die er nicht hat. Denn genau diese Macht wird von ihm verlangt.

Ob Arzt oder nicht – wer selbst einmal krank war, weiß, daß ein Kranker zu Recht vom Arzt Macht erwarten kann, zumal dieser sie ihm auch in Aussicht stellt. Das Drama ist, daß es der Kranke mit jemand zu tun hat, der keine hat. Aber warum soll man sich über eine Macht, die nur ein Mythos ist, die Köpfe heiß reden: Wenden wir uns doch einem interessanterem Thema zu: dem beunruhigenden Thema der ärztlichen Ohnmacht. Kommt man damit wenigstens auf reale und konstruktive Fragen zu sprechen?

Die ärztliche Ohnmacht angesichts ihres Heilungsversprechens verrät sich in vielen Dingen:

– Zunächst in den unglaublichen Anstrengungen, die die Medizin unternimmt, um Wissen und Macht vorzutäuschen.

Augenfällig arrangierte Einrichtung und Bücherschränke, ein kompliziertes Vokabular (Magenkrämpfe heißen Gastralgien), Verordnungen (von dem Verb verordnen), Honorare (von dem Verb honorieren). Autoritäres Verhalten, das sich in Leutseligkeit, Paternalismus oder schlichtem Sadismus niederschlägt.

Öffentliche Skandale: gewerkschaftliche Rügen und Angriffe gegen alles und alle (die anderen Ärzte, die Kranken, den Fiskus, die Krankenkasse, die Arbeitgeber, die Arbeiter).

Es kommt jedoch auch vor, daß einsichtige Ärzte ihre Ohnmacht zur Sprache bringen. So habe ich im Juni 1968 an einer Versammlung von Ärzten teilgenommen, die nach dem Muster der schon an der medizinischen Fakultät etwas suspekten Gruppe »Studentpower« eine Gruppe organisieren wollten, die »Ärztepower« heißen sollte.

– Sodann in der Aggressivität derjenigen, die die Medizin in Anspruch nehmen. Ein einfaches Beispiel dafür ist die wachsende Zahl der Prozesse wegen »ärztlicher Kunstfehler« ..., aber man braucht sich auch nur umzuhören, was die Leute sagen.

Dem Arzt werden jedoch weniger seine »Macht« vorgeworfen oder die Mittel, mit denen er sie sichert, als vielmehr seine Ohnmacht und das enttäuschte Vertrauen, das man in seine »Wissenschaft« gesetzt hatte.

– Schließlich in dem unglaublichen Anwachsen somatischer und psychischer Anfälligkeit, das weder durch die eindrucksvolle Vielfalt neuer therapeutischer Maßnahmen noch durch eine immer besser organisierte Versorgung gestoppt werden kann.

Zum Beispiel gab es in Corbeil noch vor ungefähr zehn Jahren

* Dazu muß man jedoch sagen, daß der Arzt im allgemeinen seine Lage nicht so unerträglich findet. Seine »Ausbildung« war in dem Maße erfolgreich, wie sie ihm beibrachte, sich zu »verschließen«, und in diesem Sinne braucht er nur weiterzumachen ...

nichts, was mit Psychotherapie zu tun hatte. Seit fünf Jahren hat ein psychiatrischer Dienst sein Netz über die Stadt gespannt, eingeteilt in vier Unterbereiche, von denen jeder sein eigenes Psychologenteam hat. Obwohl er ein Angebot darstellt, das eine Nachfrage auslöst, kann man ihm jedoch nicht vorwerfen, den Konsum an Dienstleistungen bewußt ankurbeln zu wollen: er gehört zum städtischen Krankenhaus und hat deshalb nichts mit privater Geschäftemacherei zu tun. Er ist jedoch sehr aktiv und schon seit langem von Patienten überlaufen.

Die Nachfrage wird immer größer, und die Medizin kann nichts dagegen tun.

Manchmal wird jedoch angesichts dieser Pleite eine Gegenoffensive geplant. Man spricht dann viel von Präventivmedizin und dem Kampf gegen die Ursachen der Krankheiten. Ganz offensichtlich ist dabei »jedes Mittel recht, wenn es nur so aussieht, als ob etwas passiert«; das gute Gewissen des Gesundheitswesens klopft an Ihre Tür. Ein lächerlicher zusammenhangloser Werbefeldzug.

Dafür ein gutes Beispiel: die offensichtliche Scheinheiligkeit der Kampagne gegen das Rauchen.

So preist eine Reklame die Vorzüge von Mentholzigaretten oder von Zigaretten kanadischer Pioniere an, und gleich daneben erklärt ein Plakat, daß Zigaretten Atembeschwerden verursachen oder krebserregend sind. Nebenbei werden wir auch noch aufgefordert, unsern Obolus für die Krebsforschung zu entrichten (zusätzlich zu unseren Steuern, die dienen der Entwicklung der Atomenergie).

Versuche einer, daraus schlau zu werden!

Es ist wirklich purer Hohn, eine Werbekampagne gegen das Rauchen aufzuziehen! Oder sie beweist nur den Sinn für schwarzen Humor, den die Regierungsbehörden entwickeln, die doch auf der anderen Seite für ein sozio-ökonomisches System eintreten, das Tag für Tag Überdruß und Tod hervorbringt und die Leute zum Selbstmord treibt. Im Grunde weiß doch jeder, daß Tabak und Alkohol langsam bzw. »bei hundert« töten; daß die Leute trotzdem weiterhin trinken und rauchen, ist einfach zu erklären: »suizidäres Verhalten« ist das tägliche Brot des Arztes, auch wenn er es nicht erkennt oder so tut, als würde er es nicht erkennen.

Alkoholismus und Nikotinsucht sind hübsche Beispiele.

Von allen Alkoholikern des Viertels hat nur ein Freund von mir nach einer freiwilligen Entziehungskur zu trinken aufgehört. Seitdem ist er ständig deprimiert und hat schon zweimal versucht, sich mit Medikamenten umzubringen. Trotzdem hält er sich tapfer, obwohl ihm klar ist, daß er noch nicht über den Berg ist. Er muß sein ganzes Leben neu angehen. Und vielleicht kann er das nur ins Auge fassen dank seiner finanziellen Möglichkeiten, seiner Bildung und seiner emotionellen Beziehungen, die er seit einigen Jahren zu seiner Umgebung aufgebaut hat.

Ein Kampf gegen Nikotinsucht und Alkoholismus, der losgelöst von einem Kampf für ein neues Leben geführt wird, ist nur ein makabrer Scherz! Dasselbe gilt für den Kampf gegen die Drogen! Und gegen den Selbstmord! Alles nur Sand in die Augen! Diese Welt hat keinen anderen Sinn als den, der ihr durch lächerliche Manipulationen aufgezwungen wird.

Komische Welt?! ... Das kann man wohl sagen!

Der gute alte Marx sprach viel von der Anarchie des Kapitalismus, und die jungen sozialistischen Staaten erfanden die Planung. Wie als Antwort darauf entwickelte sich in unsern alten kapitalistischen Ländern die Technokratie. Die Ideen vom guten alten Marx hat man vergessen, und doch stecken wir mitten drin in der krankmachenden Anarchie einer Industriegesellschaft, die sich auf der Ebene der Ökonomie und der industriellen und landwirtschaftlichen Planung sich nur oberflächlich gewandelt hat.

Für das Leben der Menschen hat eine Arbeitsteilung von gigantischen Ausmaßen alles nur noch schlimmer werden lassen. Wir entfernen uns mit der Zeit immer mehr von einem physiologischen (das Gegenteil von einem pathologischen) Leben, das noch einen wirklichen Sinn hätte. Der natürliche Rhythmus der Erde und der Jahreszeiten, der normale und selbstverständliche Zyklus von Geburt, Leben und Tod werden uns immer fremder. Hunderttausende von Deprimierten und Verzweifelten suchen nach einem Sinn des Lebens, der ganz einfach darin besteht: *sein Leben von der Geburt bis zum Tod leben und dabei glücklich sein.* Wie soll man diesen einfachen Sinn des Lebens finden, wenn man von Geburt an dem natürlichen Verlauf der Dinge entfremdet wird.

Pausenlos verfolgt von der trügerischen und einlullenden Werbung für exotische Reisen und immer neue, noch bessere Produkte fristen wir unser Dasein zwischen Arbeitsamt, Büro und Finanzkrise zum Monatsende. Nur keine Zeit verlieren. *Time is money.* Tausend Orte warten auf uns: die Konsumtempel der großen Warenhäuser, die Autobahnen am Sonntag, die man braucht, um ins Grüne zu gelangen, die übervölkerten Campingplätze am Wasser zwischen Straße und Eisenbahn.

Ganze Bevölkerungsschichten werden entweder arbeitslos oder brutal umgesiedelt, je nachdem, in welchen industriellen Ballungszentren sie gerade benötigt werden. »Normal« ist heute, wer das alles ertragen kann. Aber das findet man immer seltener.

Schneller noch als alle Integrationseinrichtungen (Erziehung und Sondererziehung, Medizin, Polizei, Gerichte) wächst die Zahl der Kranken, denn all diese Einrichtungen haben jeglichen Sinn verloren. Sie bewirken lediglich, daß wir in ständiger Zerrissenheit leben: jeder ist die Hälfte seiner Zeit damit beschäftigt, die Scherbenstücke seines Lebens wieder zusammenzukleben, die in der anderen Hälfte zu Bruch gegangen sind.

Einmal im Jahr für ein paar Wochen zurück zur Natur, nicht rauchen und nicht trinken, ein Ministerium für Lebensqualität einrichten – all das sind erbärmliche Mittel, die in keinem Verhältnis zu dem Riesenchaos stehen, in dem die Menschen wie willenlose Objekte, wie die Millionen von Molekülen der Brownschen Molekularbewegung herumgewirbelt werden. Jeden Tag und jeden Augenblick werden wir daran gehindert, unsere legitimsten und natürlichsten Wünsche zu realisieren; so wird unsere Existenz zerstört, wir werden kaputt ... und krank gemacht.

Um sich von all dem zu befreien, müßte man sich Lösungen einfallen lassen und auch durchsetzen, die etwas origineller sind als etwa:

- die »präventiven« zersplitterten Einzelkampagnen (z.B. gegen das Rauchen oder gegen Drogen);
- die Einrichtung von illusorischen Sicherheitsventilen (nach Art der Familienplanung) oder Kulturzentren, die eine vorverdaute und passiv machende Kultur liefern, oder von ein paar Beschwichtigungsinstituten, in denen Spezialisten das Unglück analysieren, um Pläne für ein Glück auszuarbeiten, das ständig auf später verschoben wird.
- Vorschläge zur Vergrößerung des Pflegepersonals und zu organisatorischen Verbesserungen bei seinem Einsatz.

Um auf bessere Ideen zu kommen, muß man aber die Botschaft wahrnehmen, die die Krankheit zu vermitteln versucht. Denn jede offensive (präventive) Medizin verbündet sich mit der Krankheit und betrachtet sie als einen Akt der Therapie, der das gleiche Ziel verfolgt wie sie selbst: die Lebensumstände in Frage zu stellen.

Die Ärzte, deren Rolle seit eh und je darin liegt, zu behandeln, d.h. zum Schweigen zu bringen, sind für diese Aufgabe alles andere als unentbehrlich. Allenfalls können sie auf sie hinweisen und die Diskussion in Gang bringen. Das war auch der wichtigste Grund für dieses »Buch«: indem ich die »ärztliche Ohnmacht« zur Sprache bringe, möchte ich die Leute auf ihre eigene Macht aufmerksam machen und auf die Notwendigkeit, diese Macht auch einzusetzen.

Die Ärzte tragen nicht mehr Verantwortung als die andern; nicht mehr als diejenigen, die für die Kaninchenställe des sozialen Wohnungsbaus, für die Autobahnen, für die Vorortsiedlungen und die Autos verantwortlich sind. Man kann ihnen natürlich vorwerfen, daß sie ein Wissen und eine Macht vermarkten, die sie gar nicht besitzen, und daß sie damit alles kaschieren: die Absurdität und Zusammenhanglosigkeit unserer Welt, die Zerrissenheit des individuellen Lebens nur um des Überlebens willen. Aber die Ärzte teilen sich die Verantwortung mit den Professoren und Staatsbeamten, den Geschäftsleuten, den Publizisten, den Konsumenten, d.h. mit all denen, die auf irgendeine Art und Weise dazu beitragen, die Werte dieser krankmachenden Welt aufrechtzuerhalten und zu schützen. Es mag auch hier und da einzelne geben, die den Leuten helfen, etwas freier zu atmen: man denke etwa an den Kampf, den Frédéric Leboyer und seine Freunde gegen die Praxis der Entbindungsheime führen, und an die Folgen dieses Kampfes, das Infragestellen aller möglichen Dinge innerhalb und außerhalb des medizinischen Bereichs. Die Ärzte haben in diesem riesigen und sinnlosen Sumpf unserer Zeit nicht mehr Macht über Leben und Tod als jeder andere, und genau das ist das eigentliche Problem. Die Propaganda, die von offizieller Seite wie von der Sensationspresse für eine »wissenschaftliche« Medizin modernster Art (z. B. Organtransplantationen und komplizierte Apparaturen) betrieben wird, ist nur ein Hinhaltemanöver, das die Aufmerksamkeit der Ärzte wie der Patienten einschläfern soll. Unsere eigentliche Aufgabe sollte demgegenüber darin bestehen, die Macht über das Leben und den verlorengegangenen Sinn des Lebens wiederfinden zu helfen.

Wenn ich mit meinen Patienten über alles mögliche rede, wenn ich sie auf den Straßen und in den Cafés treffe, wenn ich an Versammlungen teilnehme oder beim Verfassen eines Flugblattes oder eines Plakates mitmache, so bin ich dabei ständig auf der Suche.

Denn wenn man eine Macht sucht, die man gegen dieses schlechte Leben setzen will, muß man die verstreuten Teilchen des Individuums zusammensetzen und wieder ein wandelbares Ganzes entdecken, zu dem auch die Krankheit gehört – Krankheit, die eine Erklärung fordert und einen Sinn zu enthüllen beansprucht. Unser Erkennen der ärztlichen Ohnmacht führt unvermeidlich dazu, daß wir das Bestimmungsrecht über unseren Körper und unser Leben wieder übernehmen, und zwar hier und heute.

Alles übrige (Studienreform, Erhöhung der Zahl der Ärzte, medizinische Hilfsberufe) ist nur konservatives Flickwerk.

Schlußbemerkung

Wenn man alle Querverbindungen zwischen dem sozialen, psychischen und psychologischen Bereich in Betracht zieht, vergrößert sich der Anwendungsbereich der Medizin ständig. Er wird damit gleichzeitig zu einem Schauplatz für »Machtkämpfe«, da die Ärzte ihr Wissensmonopol verloren haben.
All die Lob- und Schmähreden über die »Macht des Arztes« lähmen dabei nur die Dynamik dieser Kämpfe und blockieren die »Macht« der Benutzer der Medizin, die man aus verschiedenen Gründen zu vergessen vorgibt (um sie zu verharmlosen, zu dirigieren und zum Schweigen zu bringen, indem man lautstark ihr Nichtvorhandensein verkündet, etc.).
Um das Ziel einer »Heilung« zu erreichen, das irgendwie auch die ehrgeizige Perspektive einer »Heilung der Gesellschaft« einschließt, muß man alles versuchen, um die Dynamik der Kämpfe in Gang zu halten. Deshalb ist es auch sehr wichtig, die Reden über die »Macht des Arztes«, die nichts als Reklame oder Maskerade sind, zu entlarven und die Ohnmacht der Medizin bewußt zu machen.
Bei diesem Kampf gegen den Tod des Lebens – jenseits von Begriffsspielereien um Machtübernahme, Machtscheu oder Machtabtretung, jenseits eines individuellen und kollektiven Rückzugs und jenseits der Suche nach bequemen Maskierungen – konfrontiert uns die Entdeckung der ärztlichen Ohnmacht mit unserer eigenen Ohnmacht, mit der Ohnmacht von Benutzern der Medizin. Sie läßt uns aber auch unsere Stärke erkennen, wie sehr diese auch immer von der herrschenden Ideologie in die Ecke gedrängt sein mag, und zeigt die Möglichkeit oder vielmehr die Notwendigkeit auf, diese Stärke einzusetzen.
Damit ist eine Verantwortlichkeit verbunden, der wir die ganze Zeit aus dem Wege gehen wollten: wir haften wieder selbst für unseren Körper, wir müssen uns die Zeit nehmen, auf ihn zu hören und Lebensbedingungen zu schaffen, die für ihn günstig sind, wir müssen unser Leben neu entwerfen. Eine Aufgabe dieser Tragweite würde jeden Versuch scheitern lassen, die Verantwortung uns wieder zu entreißen.
Indem die Entlarvung der Ohnmacht des Arztes den Benutzern der Medizin wieder die Macht über ihr Leben und ihren Tod zurückgibt,

erhalten auch die vielen neuen Ansätze verstärkten Auftrieb. Vom Heidelberger Sozialistischen Patientenkollektiv* über die M.L.A.C.-Gruppen, die in den Vierteln Schwangerschaftsunterbrechungen vornehmen, und der Umweltschutzbewegung bis zum Entbindungsheim von Les Lilas, entwickeln sich diese neuen Tendenzen unter jeweils verschiedenen Bedingungen, denen sie ausgesetzt sind, unter äußeren Schwierigkeiten (polizeiliche oder administrative Unterdrückung) und inneren (Problemen, die mit der Angst, der Einschätzung des Körpers, dem Geld, der Autorität usw. zu tun haben). Aber sie entwickeln sich.
Um die Welt zu verändern – hier und jetzt.

* Arbeit und Konzeption des SPK wurden in Frankreich bekannt gemacht durch die Publikation: Psychiatrie politique, L'affaire de Heidelberg, Maspéro, Paris 1972.

Euer Bericht zeigt uns, wieviel
Nötig ist, die Welt zu verändern:
Zorn und Zähigkeit, Wissen und Empörung
Schnelles Eingreifen, tiefes Bedenken
Kaltes Dulden, endloses Beharren
Begreifen des Einzelnen und Begreifen des Ganzen:
Nur belehrt von der Wirklichkeit, können wir
Die Wirklichkeit ändern.

Bertolt Brecht
Die Maßnahme (1930)

Rückgratschäden

Eine Diskussion von Berliner Ärzten über ihre Praxis

An der Diskussion waren beteiligt: sieben Ärzte und Ärztinnen mit unterschiedlichen politischen Biographien und Praxiserfahrungen; alle haben in Kliniken und Praxen gearbeitet, einige sind Fachärzte. Bis auf eine, die sich überlegt, ganz aus der Medizin auszusteigen, stehen wir alle vor der Entscheidung, in die Klinik zurückzugehen oder uns als Praktiker niederzulassen; mehrere von uns machen Zusatzausbildungen in psychosomatischer Medizin. Einer ist niedergelassener Allgemeinpraktiker.

In seinem Buch stellt Carpentier sich die Frage: wie gehe ich als Arzt mit den kranken Menschen um, die zu mir kommen, was bedeutet eigentlich Kranksein. Hier wurde in letzter Zeit mehr die Art medizinischer Tätigkeit und ihr institutioneller Rahmen diskutiert – z. B. Gemeinschaftspraxis mit Sozialarbeitern und Psychologen, mehr Apparate, mehr Diagnostik – eine bessere Medizin in umfassenderen Institutionen?
Über ein anderes Umgehen mit Krankheit haben wir schon in der Studentenbewegung diskutiert. Die Definition von Medizin als Gewalt ist nicht neu. Aber Carpentier bringt die praktische Verbindung, indem er den alltäglichen Zwiespalt schildert zwischen seiner eigenen Ohnmacht gegenüber den gesellschaftlichen Ursachen von Krankheit und seinem politischen Anspruch, der über die reine Symptomkuriererei hinausgeht.
Welche Erfahrungen haben wir in unserem früheren Arbeitsbereich, den Kliniken, mit diesem Zwiespalt gemacht? Wir sind theoretisch davon ausgegangen, daß Medizin eine Form von Gewalt ist, daß sie nichtmedizinische Probleme als medizinische behandelt und so die Widersprüche, aus denen Krankheit entsteht, zudeckt. Und wir haben dies in der Klinik sehr kraß erfahren. Die Sprache, die Tätigkeiten am Patienten, Diagnostik – dies alles und dazu eine monströs aufgeblähte Verwaltung lassen keine Möglichkeit, der Rollenzuweisung zu entkommen. Da stecken wir drin, darin verhalten wir uns – wir sind ohnmächtig in diesem Apparat und üben doch Macht aus gegenüber den Patienten. Wir haben bei alldem gerade für sie keine Zeit und sie bleiben für uns isolierte Einzelne, Symptomträger, Kranke ohne soziales Umfeld.
Manche, die wir aus der Studentenbewegung kennen, retten sich in einen Prozeß dauernder Weiterqualifikation, über den sie den alten Anspruch, eine menschlichere Medizin, vergessen zu haben scheinen. Andere steigen aus der Institution aus, wie wir. Die früher viel disku-

tierte Alternative, in einer Poliklinik oder einem Ambulatorium zu arbeiten, gibt es kaum, und es ist auch die Frage, ob in einem solchen großen anonymen Rahmen eine menschlichere und stadtteilnähere Medizin möglich wäre. Es bleibt die Möglichkeit der Niederlassung in einer Praxis – alleine oder als Gruppe. In der Praxis haben wir wenigstens die Chance, die Patienten näher kennenzulernen: ihr Zuhause, ihre Familien, ihre Arbeit – durch Hausbesuche und wiederholte Gespräche. Diese Kontinuität der Beziehung schafft überhaupt erst die Basis, ein Krankheitsgeschehen auf die Lebensgeschichte eines Menschen zu beziehen. Die Frage ist hier nur, was wir mit diesem Wissen machen. Denn wenn wir uns in einer Praxis in den alten medizinischen Handlungsschemata verhalten: Tür auf, Symptom-Diagnose-Therapie, Tür zu, vielleicht alles ganz locker und mit guten Worten, dann sind wir wieder in der Situation, auf nichtmedizinische Probleme medizinische Antworten zu geben – diesmal auf sanftere Art. Gerade auch in großen Gruppenpraxen, mit Ärzten aus verschiedenen Fachrichtungen, Sozialarbeitern und Psychologen, besteht die Gefahr, daß sich am Dialog Arzt-Patient direkt nichts ändert. Und wir hatten doch gehofft – wie alle Linken 68 – es würde sich alles ganz schnell und gründlich ändern. Aus der Krankheit eine Waffe machen ... Macht kaputt, was Euch kaputt macht ... Aber Krankheit absorbiert Energie, bedeutet zunächst eher Rückzug als Rebellion. Der Ansatz, Hilfe zur Selbsthilfe zu geben, den Patienten aktiver an der Therapie zu beteiligen, stößt auf die engen Grenzen, die durch die Lebensumstände der Kranken gesetzt sind. Über die Arbeits- und Lebensbedingungen haben wir jahrelang theoretisch gearbeitet, aber wir haben nicht in ihnen gelebt. Durch Hausbesuche gehen wir tatsächlich in eine ganz andere Welt – und dann kommen die Ohnmachtsgefühle; die Lebensbedingungen erscheinen als unaushaltbar, und die Widersprüche liegen so sehr auf der Hand ... und doch passiert nichts! Wir haben Flugblätter in den Stadtteilen verteilt über die Krankheitsursachen, und es gab kaum Reaktionen. – Aber liegt hier nicht auch ein Fehler, daß wir (gerade als Ärzte) meinen, wir könnten alles in Gang setzen, das Heil bringen?

Wenn die Kranken ihr Schicksal in unsere Hände legen, können wir es im Grunde nur zurückgeben, weil wir nicht die richtige Adresse sind.

So wenig das auch klingt, so ist es doch viel, denn die herrschende Medizin macht genau das Gegenteil: sie entmündigt den Patienten, macht ihn abhängig. Wir müssen die Ohnmacht der Medizin den Patienten gegenüber vertreten, ihnen nicht gleich eine scheinbare Lösung ihrer Probleme in Form von Verschreibungen anbieten. Wir müssen ihnen sagen: wir können nicht heilen. – Und dies ist ein Eingeständnis, das uns schwer fällt und für die Patienten, die mit einer

Hoffnung auf Hilfe zu uns kommen, sicher auch erschreckend ist. Die Patienten müssen sich selber helfen. Dabei können wir nur unterstützen, Symptome lindern – wenn man davon ausgeht, daß eine Krankheit aus einem Ungleichgewicht zwischen Belastung und Widerstandskräften, aus einem Konflikt heraus entsteht, der körperliche Ausdruck dieses Konfliktes ist. Wir müssen die Entscheidungen an die Patienten zurückgeben, auch wenn die ihr unerträglich gewordenes Schicksal lieber aus der Hand geben wollen. Hier ist es wichtig, den Patienten Wissen über die körperlichen Zusammenhänge, in denen die Krankheit steht zu vermitteln, damit sie selbstbewußter damit umgehen können. Wir können mit ihnen zusammen Ansatzpunkte finden, um den Lebenszusammenhang zu erkennen, aus dem die Krankheit entstanden ist. Und ansatzweise ist dies auch in einer Zehn-Minuten-Praxis möglich, besonders, wenn der Patient häufiger wiederkommt.

»Ich sehe das Hauptproblem nicht darin, den Leuten zu sagen, wo die Krankheit herkommt oder was sie kaputtmacht, daß wissen sie meistens selber sehr gut. Oft erlebe ich die Türken, die kommen und sagen: Schwere Arbeit, Kreuzschmerzen. Das Problem ist, wie änderst Du es. Man kann nur versuchen, im Einzelfall etwas mehr Widerstand zu wecken und etwas mehr Selbstbewußtsein. D.h. den Leuten die Angst nehmen, überhaupt krankgeschrieben zu werden, oder wenn sie wegen einer Krankschreibung rausgeflogen sind, überhaupt erst einmal vor Gericht zu gehen. Die Krankschreibung ist keine Lösung – klar. Aber ich bin der Auffassung, daß ein Fabrikarbeiter am Band heute mit einem vierwöchigen Urlaub einfach nicht überleben kann. Er braucht einen zusätzlichen Urlaub durch Krankschreibungen. Und das gehört eben zu der Gesamtsituation der Leute, der Arbeitssituation, und so kann ich auch nur damit umgehen. Ich muß natürlich auch aufpassen, eine Grenze ziehen. Wir können die Leute nicht in Watte packen.«

Das ist aber ein Punkt, wo die Mediziner was tun müssen. Sie müssen sich öffentlich hinstellen und sagen: Wir sehen, daß die Leute mehr Urlaub brauchen, und sie müssen auch diesen Urlaub kriegen. Es gilt, über den einzelnen individuellen Patientenkontakt hinaus eine Öffentlichkeit herzustellen, indem wir Informationen aus mehreren Praxen zusammenehmen und veröffentlichen.

An Krankschreibungen kann man auch institutionelle, durch die Kassenärztliche Vereinigung gesetzte Grenzen aufzeigen, durch die wir an einer bestimmten Art von Medizin gehindert werden. Vor der Zulassung zum niedergelassenen Arzt muß jeder einen Einführungskurs der Kassenärztlichen Vereinigung (= KV, ist die öffentlich rechtliche Organisation der niedergelassenen Kassenärzte) besuchen. »Sie verraten Dir da, wie Du einerseits die Kasse am besten bescheißt, am nächsten Tag sagen sie Dir, so darfst Du es nicht machen! Wenn ich dabei nicht eingeschlafen wäre, wie alle anderen,

hätte ich darüber schon ein Buch geschrieben. Sie sagen Dir, wie Du – ohne daß es auffällig wird – beschummelst, möglichst viel verdienst und drei Sachen verhindern kannst: nämlich daß du von deinen Vorzimmerdamen, von deinen Patienten und von der Kasse nicht angemosert wirst, daß du also juristisch abgesichert bist.«
Am Ende jedes Quartals macht jede Praxis ihre Kostenabrechnung, reicht die Krankenscheine mit Angaben über die therapeutischen und diagnostischen Leistungen bei der KV zur Abrechnung ein. Man muß wissen, daß die Krankenkassen nicht mit jedem einzelnen Arzt, sondern in Pauschalverhandlung mit der KV die notwendigen Geldmengen verhandelt. Die KV verteilt dann die Gelder auf die Ärzte um. Jede einzelne Praxis bekommt einen Computerbogen, auf dem die Anzahl der eingereichten Scheine, der verordneten Medikamente in ihrem Gesamtwert, der Injektionen, Krankschreibungen etc. genau aufgelistet sind. Gleichzeitig werden für alle Praxen der einzelnen Fachgruppen Durchschnittswerte ermittelt über die einzelnen Leistungen pro eingereichten Krankenschein. Ausgangspunkt war dabei, das berechtigte Anliegen der Kassen, betrügerisch überhöhte Abrechnungen mancher Ärzte aufzudecken und zu bekämpfen. Für jeden Bezirk sind von der KV sogenannte Prüfärzte eingesetzt, die alle Abweichungen einzelner Praxen vom Durchschnitt überprüfen sollen. Stellen sie gravierende Abweichungen z. B. in der Häufigkeit und Dauer der Krankschreibungen, der Röntgendiagnostik, der Medikamentenverordnung oder der physikalischen Therapie fest, muß das Schwarze Schaf die Abweichungen begründen.
So gibt es ein umfassendes Kontrollsystem, das sich an der Norm der bürgerlichen Medizin und dem Bewußtsein des Durchschnittsarztes orientiert. Für unsere Arbeit in der Praxis heißt das z. B. bei Krankschreibungen, daß wir uns Standarddiagnosen mit interessanten Variationen zurechtlegen, die für die Kasse eine zwei- bis dreiwöchige Krankschreibung rechtfertigen (vegetative Dystonie, unklare Allgemeinbeschwerden); tatsächlich dienen sie dazu, Patienten, die erschöpft sind, einfach fertig, eine zusätzliche, ärztlich bescheinigte Erholung zu besorgen. Bei unzureichender Begründung oder regelmäßiger Überschreitung des Gruppendurchschnitts wird die betreffende Leistung nicht durch die Kasse vergütet – abgesehen davon, daß der Patient zum Vertrauensarzt muß ...
Die Normierung der Medizin durch das Abrechnungssystem hat Folgen in vielen Bereichen: z. B. wird eine Spritze (dauert ca. 20 Minuten) doppelt so hoch honoriert wie ein 20minütiges Gespräch – das führt sicher in manchen Praxen dazu, daß Spritzen gegeben werden, wo es unnötig wäre. Das gleiche gilt für Laboruntersuchungen, die höher bezahlt werden als körperliche Untersuchungen, die oft angemessener wären. Man kann es sich also kaum leisten, einfach nur mit dem Patienten zu sprechen, obwohl es das Wichtigste ist. Ein anderes Beispiel ist die physikalische Therapie (Krankengymnastik, Bä-

der, Massagen etc.): die übliche Praxis – weil höher vergütet – bei den meisten Ärzten ist, Bestrahlungen und Spritzen anzusetzen bei Verspannungen und Haltungsschäden, obwohl physikalische Heilmethoden hier viel wirksamer sind und vom Patienten aktiv getragen werden können. Die Absurdität besteht für uns darin, daß wir bei den Medikamentenkosten weit unter dem Durchschnitt liegen –also den Kassen enorme Summen ersparen –, bei den physikalischen Heilmethoden allerdings darüber. Wir müssen uns oft dafür rechtfertigen und bekommen die Vergütung gestrichen.
Dies sind einige der Probleme, die unter der Hand eine sinnvolle Interaktion zwischen uns und den Kranken bedrohen oder gar verhindern. Wenn wir über eine andere Praxis reden wollen, dann müssen wir auch den Berg dieser Hindernisse öffentlich machen.
Sie bleibt für uns eine Gratwanderung, diese Alltagsmedizin, zwischen der Rollenerwartung, die von den Patienten an uns gestellt wird, unserem politischen Anspruch und einer gegenwärtigen Realität, die uns allen enge Grenzen setzt.

Der Text ist eine gekürzte Zusammenfassung der Diskussion; Kontroversen, die in der Diskussion deutlich wurden, konnten im Rahmen dieses Nachworts nicht ausgeführt wurden: Ellis-Huber, Anette Janz, Gabi Mende, Helmut Milz, Peter Reeg, Ursula Volbehr, Mechthild Wenk u. a.

Rotbücher, die zuletzt erschienenen Bände

Ernest Callenbach, *Ökotopia*
Notizen und Reportagen von William Weston aus dem Jahre 1999
Rotbuch 200 · 224 Seiten · 12 Mark

Fred Halliday, *Iran*
Analyse einer Gesellschaft im Entwicklungskrieg
Rotbuch 203 · 320 Seiten · 16 Mark (Abo 15)

Erich Köhler, *Reise um die Erde in acht Tagen*
Phantastische Erzählung
Rotbuch 204 · 160 Seiten · 10 Mark

3. Internationales Russell-Tribunal
Band 3: Zensur
Protokolle des ersten Teils der zweiten Sitzungsperiode
Rotbuch 205 · 208 Seiten · 9 Mark (Abo 8)

3. Internationales Russell-Tribunal
Band 4: Einschränkung von Verteidigungsrechten/Verfassungsschutz
Protokolle des zweiten Teils der zweiten Sitzungsperiode
Rotbuch 210 · 192 Seiten · 9 Mark (Abo 8)

Yaak Karsunke, *da zwischen*
35 Gedichte & ein Stück
Rotbuch 206 · 80 Seiten · 8 Mark

Otto Ullrich, *Weltniveau*
In der Sackgasse des Industriesystems
Rotbuch 207 · 160 Seiten · 9 Mark (Abo 8)

Peter Schneider, *Messer im Kopf*
Drehbuch
Rotbuch 208 · 112 Seiten · 8 Mark

Peter Kammerer / Ekkehart Krippendorff
Reisebuch Italien
Über das Lesen von Landschaften und Städten
Rotbuch 209 · 192 Seiten · 9 Mark (Abo 8)

Otto Jacobi, Walther Müller-Jentsch, Eberhard Schmidt (Hg.)
Kritisches Gewerkschaftsjahrbuch 1979/80
Arbeitskampf um Arbeitszeit
Rotbuch 1980 · 224 Seiten · 9 Mark (Abo 8)

Monikalisa Stern
Am weißen Sonntag trugen Mädchen schwarze Lackschuhe
Rotbuch 211 · 128 Seiten · 11 Mark

Bodo Morshäuser, *Alle Tage*
Gedichte
Rotbuch 212 · 72 Seiten · 8 Mark

plakat – 10 Jahre Betriebsarbeit bei Daimler-Benz
(Hg. Peter Grohmann und Horst Sackstetter)
Rotbuch 213 · 136 Seiten · 8 Mark (Abo 7)

Diguem no – Sagen wir nein!
Lieder aus Katalonien · Hg. Tilbert Stegmann
Rotbuch 214 · 160 Seiten · 11 Mark

Stefan Schütz, *Heloisa und Abaelard*
Antiope und Theseus, Odysseus' Heimkehr
Rotbuch 216 · 160 Seiten · 10 Mark

György Dalos, *Meine Lage in der Lage*
Gedichte und Geschichten
Rotbuch 218 · 80 Seiten · 8 Mark

Die Titel der neuen Reihe: aus der Reihe

Giuseppe Fiori
Das Leben des Antonio Gramsci
Biografie
272 Seiten · 25 Mark

Maria Antonietta Macciocchi
Der französische Maulwurf
360 Seiten · 29 Mark

Peter-Paul Zahl
Die Glücklichen
Schelmenroman
528 Seiten · 28 Mark

Hersch Mendel
Erinnerungen eines jüdischen Revolutionärs
Mit einer Einleitung von Isaac Deutscher
272 Seiten · 25 Mark

Das Kursbuch:

Kursbuch 55: *Sekten*

Michael Lukas Moeller, *Zwei Personen – eine Sekte* / Karl Markus Michel, *Jeder für sich* / Peter Brückner, *Die Mehrheit als Sekte* / Jörg Bopp, *Der linke Psychodrom* / Felix Semmelroth, *Wozu diese dummen Fragen, Genossen* / Michael S. Honig *Verheißungen* / Gerd Wartenberg, *Die demonstrative Lebensstil-Suche* u. a.

Kursbuch 56: *Unser Rechtsstaat*

H. M. Enzensberger, *Geheimnisse der deutschen Demokratie* / Ulrich Preuß, *Die Aufrüstung der Normalität* / Sebastian Cobler, *Grundrechtsterror* / Harald Wieser, *Heimliche Staatsanbetung* / J. Riemann, *Wie das Recht sich des Alltags bemächtigt* / Inge Hornischer, *Was die gesetzliche Ordnung verlangt* / Uwe Wesel, *hM* / Wolfgang Däubler, *Auf den Krücken des Arbeitsrechts?* u. a.

Kursbuch 57: *Der Mythos des Internationalismus*

Tilman Spengler, *Wenn China nicht klappt* / Erich Wulff, *Besuch in Saigon, Januar 1979* / Gilles Manceron, *Die Chinesen in Vietnam* / Stephen Heder, *Bruderzwist unter Schwesterparteien* / Noam Chomsky, *Indochina und die imperiale Ideologie* / Dossier: *Kambodscha/Kampuchea* / Tom Nairn, *Das Elend des Internationalismus* / Dossier: *Die ewigen Sieger* u. a.

Kursbuch 58: *Karrieren*

Jörg Bopp, *Vatis Argumente* / Mescalero, *Memoiren eines im Amt ergrauten Stadtindianers* / H. Reinhardt, J. Rudolph, *Stationen einer Suchtkrankheit* / Hasso R., *Eigentlich bin ich kein Karrieretyp* / Anne Springer, *Was soll denn bloß mal aus dir werden?* / Inge Fiedler, *Jahrgang 1949 – so alt wie die Republik* / Marlies Gummert, *Rede einer selbstbewußten Professorenfrau* u. a.

Das Kursbuch wird herausgegeben von Karl Markus Michel und Harald Wieser unter Mitarbeit von Hans Magnus Enzensberger. Es erscheint vierteljährlich und hat einen Umfang von mindestens 192 Seiten. Der Einzelpreis beträgt pro Heft 8 Mark, der Abonnementpreis 6 Mark (plus Porto).

Über die anderen Bücher aus unserem Verlag informiert Sie unser kostenloser Almanach ›Das kleine Rotbuch‹. Postkarte genügt:

Rotbuch Verlag · Potsdamer Str. 98 · 1000 Berlin 30